LEITO 7
A MEDICINA SEM PRESSA
(SLOW MEDICINE)

Editora Appris Ltda.
1.ª Edição - Copyright© 2023 dos autores
Direitos de Edição Reservados à Editora Appris Ltda.

Nenhuma parte desta obra poderá ser utilizada indevidamente, sem estar de acordo com a Lei nº 9.610/98. Se incorreções forem encontradas, serão de exclusiva responsabilidade de seus organizadores. Foi realizado o Depósito Legal na Fundação Biblioteca Nacional, de acordo com as Leis nos 10.994, de 14/12/2004, e 12.192, de 14/01/2010.

Catalogação na Fonte
Elaborado por: Josefina A. S. Guedes
Bibliotecária CRB 9/870

B898l
2023
	Bruno, Wellington
	    Leito 7 : a medicina sem pressa (slow medicine) / Wellington Bruno. - 1. ed. - Curitiba : Appris, 2023.
	    248 p. ; 23 cm. – (Multidisciplinaridade em saúde e humanidades).
	
	    Inclui referências.
	    ISBN 978-65-250-4060-8
	
	    1. Abordagem Interdisciplinar do conhecimento. 2. Saúde. 3. Humanidades. I. Título. II. Série.
	
	                                                    CDD – 610

Livro de acordo com a normalização técnica da ABNT

Appris editora

Editora e Livraria Appris Ltda.
Av. Manoel Ribas, 2265 – Mercês
Curitiba/PR – CEP: 80810-002
Tel. (41) 3156 - 4731
www.editoraappris.com.br

Printed in Brazil
Impresso no Brasil

Wellington Bruno
MD • MSc • PhD • Fesc

LEITO 7
A MEDICINA SEM PRESSA
(SLOW MEDICINE)

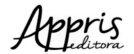

FICHA TÉCNICA

EDITORIAL	Augusto V. de A. Coelho
	Sara C. de Andrade Coelho
COMITÊ EDITORIAL	Marli Caetano
	Andréa Barbosa Gouveia - UFPR
	Edmeire C. Pereira - UFPR
	Iraneide da Silva - UFC
	Jacques de Lima Ferreira - UP
SUPERVISOR DA PRODUÇÃO	Renata Cristina Lopes Miccelli
ASSESSORIA EDITORIAL	Débora Sauaf
REVISÃO	Katine Walmrath
	Marcela Vidal Machado
PRODUÇÃO EDITORIAL	Bruna Holmen
DIAGRAMAÇÃO	Bruno Ferreira Nascimento
CAPA	Lívia Costa

COMITÊ CIENTÍFICO DA COLEÇÃO MULTIDISCIPLINARIDADES EM SAÚDE E HUMANIDADES

DIREÇÃO CIENTÍFICA	**Dr.ª Márcia Gonçalves (Unitau)**
CONSULTORES	Lilian Dias Bernardo (IFRJ)
	Taiuani Marquine Raymundo (UFPR)
	Tatiana Barcelos Pontes (UNB)
	Janaína Doria Líbano Soares (IFRJ)
	Rubens Reimao (USP)
	Edson Marques (Unioeste)
	Maria Cristina Marcucci Ribeiro (Unian-SP)
	Maria Helena Zamora (PUC-Rio)
	Aidecivaldo Fernandes de Jesus (FEPI)
	Zaida Aurora Geraldes (Famerp)

HOMENAGEM[1]

Esta obra é uma homenagem a meu paciente e amigo Maximiano de Carvalho e Silva. Professor emérito da Faculdade de Letras da Universidade Federal Fluminense (UFF), homenageado com a Medalha João Ribeiro pela Academia Brasileira de Letras (ABL) em 2005, eleito intelectual do ano pela Academia Fluminense de Letras em 2017. "Bibliófilo incurável", o professor Maximiano — Max para os amigos —, 96 anos de idade em 2022, figura humana extraordinária, foi aluno do poeta Manuel Bandeira na Faculdade de Filosofia da atual Universidade Federal do Rio de Janeiro (UFRJ), foi frequentador das famosas reuniões de literatos e intelectuais do *Sabadoyle*. Ele foi meu grande incentivador na produção desta obra e me deu muitas dicas e conselhos para a escrita. Exemplo de amizade genuína que começa com uma consulta médica. Max representa todos os amigos e amigas que fiz no decorrer da vida e são homenageados aqui.

---

[1] Nota do autor: infelizmente, o professor Maximiano de Carvalho e Silva faleceu em dezembro de 2022, período em que eu fazia a revisão deste livro para a editora Appris, mas ele tinha conhecimento desta singela homenagem.

SOBRE O AUTOR

Fellow of the European Society of Cardiology (Fesc), doutor em Medicina com pós-doutorado em Medicina pela Universidade do Estado do Rio de Janeiro (UERJ), mestre em Cardiologia pela Universidade Federal Fluminense (UFF), pós-graduado em Gerontologia e Geriatria Interdisciplinar (UFF), em Geriatria Clínica pela Universidade do Porto (Portugal) e PUC do Rio Grande do Sul (Brasil), em Cuidados Paliativos pelo Instituto Israelita de Ensino e Pesquisa Albert Einstein, especialista em Cardiologia pela Sociedade Brasileira de Cardiologia/Associação Médica Brasileira (SBC/AMB), especialista em Medicina do Tráfego pela Abramet/AMB, Cardiologista da UFF e graduado em Medicina (UFF). Palestrante convidado da pós-graduação de Gerontologia e Geriatria Interdisciplinar da UFF, da disciplina de Medicina e Espiritualidade da Faculdade de Medicina (UFF) e da disciplina de Odontogeriatria da Faculdade de Odontologia (UFF). Ex-vice-presidente e ex-diretor científico da Associação Médica Fluminense (AMF), diretor do Departamento de Cardiogeriatria da Sociedade de Cardiologia do Estado do Rio de Janeiro (Socerj), membro da Sociedade Brasileira de Geriatria e Gerontologia (SBGG), membro da Academia Nacional de Cuidados Paliativos (ANCP), instrutor do Projeto EMERGE BRASIL (2001-2016), primeiro-tenente bombeiro militar médico da reserva (não remunerada) do Corpo de Bombeiros Militar do Estado do Rio de Janeiro (1991-1996) e bibliófilo confesso.

Orcid: 0000-0002-6208-1040

AGRADECIMENTOS

Agradeço a minha família, esposa Mônica, minhas filhas Bruna e Paula, minhas netas Júlia de 2 anos e Luísa que está para chegar. Este trabalho tomou muito do tempo que eu teria com elas. Agradeço a minha mãe, Terezinha, minha grande incentivadora, que acredita em mim desde minha mais tenra idade, e a meu pai Ederaldo (*in memoriam*). Agradeço às pessoas com quem aprendi: pacientes, professores, colegas de profissão, entre médicos e outros profissionais de saúde, e alunos estagiários. Aprendi muito com eles no decorrer dos anos. A generosidade de muitos deles é encantadora. Agradeço a minha secretária, Érica Caldeira, que muito tem me auxiliado nos últimos dez anos. Registro também meu agradecimento a toda equipe de editores, revisores e diagramadores da Editora Appris pelo excelente trabalho realizado, tornando esta obra melhor para nossa leitura.

The belief that medicine involves the application of impersonal facts to an objective problem that can be seen separately from the person who has it is the cardinal and emblematic error of the twentieth-century medicin[2]. *[Acrescento: em vez de perpetuar um erro no século 21, os [novos] médicos precisam corrigi-lo].*

(Doctoring — the nature of primary care medicine,
Eric J. Cassell, Oxford University Press, 2002, p. 46)

...the late physician's humanity is linked to his literary sensibilities...[3]

(*Professionalization and the case of Samuel Warren's Passages from the diary of a late physician*, Megan Coyer. In: Coyer, M. Literature and Medicine in the Nineteenth-Century Periodical Press — Blackwood's Edinburgh Magazine, 1817-1858. Edinburgh Critical Studies in Romanticism. Edinburgh University Press, 2028, p. 136-137)

---

[2] "A crença de que a medicina envolve a aplicação de fatores impessoais a um problema objetivo que pode ser visto separadamente da pessoa acometida é o erro cardinal e emblemático da medicina do século vinte", em tradução livre.

[3] "...a humanidade do falecido médico é ligada à sua sensibilidade literária...", em tradução livre.

APRESENTAÇÃO

Este é um livro para pacientes leigos, estudantes e profissionais da saúde. Em meio à invasão da medicina pelos economistas em nome da produtividade e do alto desempenho, é um foco de resistência para pacientes, profissionais e estudantes. Esta obra reúne parte da experiência de mais de três décadas dedicadas à medicina pública e privada, utiliza *storytelling*, referências à leitura dos clássicos e da literatura contemporânea, reportagens, filmes e séries para defender a importância do humanismo na medicina, da esperança, dos cuidados paliativos, da busca por excelência, da assistência interdisciplinar, do tempo e da atenção dedicada aos pacientes. Nestes tempos de grande evolução tecnológica e científica, mesmo nos grandes complexos hospitalares e consultórios médicos luxuosos, há um mal-estar geral entre pacientes e profissionais da saúde quando a medicina se torna despersonalizada, apressada, fria e protocolar. Falta humanidade! Com humildade, este autor aponta aos pacientes, médicos, estudantes e demais profissionais de saúde os caminhos para otimizar a consulta, melhorar a assistência e a autogestão da saúde, utilizando as artes, a leitura de obras de ficção, de não ficção e informação em saúde. É um clamor pela desaceleração e atenção na prática médica. É uma declaração de amor à medicina e à leitura, cujo único efeito colateral poderá ser a vontade de ler outros tantos livros de autores citados nesta obra.

Ressalto que os fatos aqui relatados são baseados em situações de vida real. Talvez você se reconheça neles ou se recorde de situações semelhantes pelas quais passou em consultórios ou hospitais como profissional de saúde ou paciente ou tenha visto acontecer com familiares ou amigos. Troquei os nomes das pessoas quando não tive autorização para citá-los, sobretudo de pacientes e familiares.

SUMÁRIO

INTRODUÇÃO 17

1
LEITO 7 19

2
FRANÇOIS TRUFFAUT E A PRÁTICA 25

3
EMPATIA 29

4
UM AUDITÓRIO CHEIO DE ALUNOS ALI NAQUELE MOMENTO ... 37

5
ISTO NÃO É POUCA COISA 41

6
TALENTO NÃO É TUDO 45

7
UM INSTRUMENTO ANTIGO E EFICAZ 49

8
RACIOCÍNIO DE MÉDICO: LIGANDO OS PONTOS 53

9
OS NARRADORES
PARTE 1: O QUE CHURCHILL TEM A VER COM ITALO CALVINO E AMBOS COM A MEDICINA? 61

10
OS NARRADORES
PARTE 2: ESTRUTURANDO A NARRATIVA..............................65

11.
COMO A LITERATURA PODE APRIMORAR A PRÁTICA MÉDICA .. 69

12
SLOW MEDICINE VERSUS *FAST MEDICINE* 85

13
SLOW MEDICINE APLICADA.. 89

14
VOCÊ PRECISA (DE VERDADE) TER UM MÉDICO....................93

15
SUA SAÚDE: AUTOGESTÃO......................................103

16
CORAGEM E DETERMINAÇÃO DE ALGUMAS PESSOAS.............119

17
COMO VISITAR UM PACIENTE NA UTI: OS TRÊS ANDARES........121

18
NÃO CONFIE EM SUA MEMÓRIA: ANOTE...........................123

19
O EXERCÍCIO DA PACIÊNCIA:
SEMPRE SAÍ GANHANDO QUANDO CONSEGUI 125

20
FALHAS DE COMUNICAÇÃO E PREVENÇÃO DE CONFLITOS 129

21
A ECONOMIA INVADIU A MEDICINA................................ 137

22
HOSPITAL: DA CASA DE DEUS AO PARQUE TECNOLÓGICO DE HOJE..143

23
CUIDADOS PALIATIVOS: VOCÊ ESTARÁ FRITO SEM ELES...........149

24
A ESPERANÇA É A ÚLTIMA QUE MORRE 157

25
O MOMENTO DE PARAR..161

26
O AERONAUTA..169

27
"Y A-T-IL UN MÉDECIN DANS L'AVION?" (HÁ UM MÉDICO A BORDO?)...173

28
NOVAS IDEIAS: POR QUE NÃO?...179

29
NOVAS IDEIAS E OUTRAS NÃO TÃO NOVAS ASSIM..................183

30
DOS SINAIS E SINTOMAS À AVALIAÇÃO FUNCIONAL 187

31
DO LATIM: *SCROTU*..193

32
MD, MSC, PHD: QUE SIGLAS SÃO ESSAS?............................197

33
O FUTURO: INTELIGÊNCIA ARTIFICIAL, *BIG DATA* E MEDICINA DE PRECISÃO 201

34
A SENSIBILIDADE 205

35
A DOR 209

36
A ESPIRITUALIDADE 213

37
O TEMPO 217

LISTA DE PERSONALIDADES,
PROFISSIONAIS E AUTORES CITADOS NESTE LIVRO...............223

LISTA DE LIVROS CITADOS 233

LISTA DE ARTIGOS E LIVROS TÉCNICOS CITADOS PARA MÉDICOS... 241

LISTA DE ARTIGOS DE JORNAIS, REVISTAS E SITES CITADOS.....245

LISTA DE OBRAS DE ARTE, MÚSICAS, SÉRIES E FILMES CITADOS... 247

INTRODUÇÃO

A medicina ocidental tradicional acompanhou a aceleração do mundo tecnológico e econômico, perdendo o caráter humanístico. Foi invadida pelos economistas na prática diária. Tornou-se impessoal, protocolar e voltada para a produtividade e terminou por gerar uma insatisfação geral nos atendimentos à saúde tanto em serviços públicos como privados. A atenção pessoal e genuína demandada pelos pacientes é uma realidade neste mundo acelerado e pretensamente eficiente. É tempo de desacelerar. Como a *slow food* que se contrapõe à famosa *fast food*, desejo apresentar nesta obra a importância de desacelerar a vida (*Slow Living*) e a opção de uma medicina sem pressa (*Slow Medicine*) para o século 21. Ela é parte de um movimento de desaceleração da vida humana, atualmente voltada para a alta produtividade e o alto desempenho em todas as áreas profissionais, sem considerar nossa humanidade — tanto do paciente como do profissional de saúde que o atende.

Este livro é resultado de mais de 34 anos de trabalho como médico atuante na rede pública e privada em tempos de grande evolução científica e tecnológica. Ele é resultado também do que aprendi com professores, com outros colegas de profissão, com alunos de Medicina e de outras áreas da saúde, de aulas a que assisti durante a graduação em Medicina, em aulas de diferentes pós-graduações, de mestrado, doutorado, pós-doutorado, de comentários e relatos de colegas de turma durante as aulas, de amigos, parentes, com a literatura não médica, de redes sociais, de internet, de artigos médicos e leigos sobre saúde; e que, sobretudo, aprendi com os pacientes que atendi.

Embora seja fundamental o aprendizado de áreas básicas da saúde como anatomia, biologia molecular, histologia, embriologia, biofísica, bioquímica, fisiopatologia das doenças, farmacologia, propedêutica e técnicas cirúrgicas, acredito que se aprende medicina tanto em livros escritos por médicos para leigos como em livros de escritores não médicos, tais como em romances, poesia e na arte em geral. A arte e a imaginação aprimoram a prática médica e melhoram a relação médico-paciente. Eu procurei demonstrar isso aos médicos, profissionais de saúde, estudantes das áreas da saúde e pacientes com os capítulos que serão apresentados a seguir.

Quando um acadêmico obtém a graduação em Medicina, a sociedade passa a chamá-lo de "doutor". Doutor em quê? Ele não é um doutor em ciência, em medicina, em arte, em humanidades, em sociologia, em antropologia. Mas ele precisa estar aberto às ambiguidades, às diferenças, à tolerância, ao respeito ao próximo, à capacidade de observação dos detalhes, ao desenvolvimento de habilidades de interpretação dos sinais e sintomas e de comunicação com as pessoas. Muito acima dos conhecimentos científicos, da capacidade de objetividade e observação de fenômenos que acometem o corpo e a mente, o médico precisa ser um "doutor em seres humanos", um "doutor em gente".

Não tendo sido um professor formal de Medicina, mas tendo trabalhado em hospital universitário com pesquisa, ensino e assistência a pacientes em meio a alunos estagiários (acadêmicos, internos, residentes, pós-graduandos), desenvolvi um olhar crítico do ensino e da medicina assistencial no decorrer dessas mais de três décadas de trabalho. Há muito o que ensinar e aprender entre profissionais de saúde, pacientes e estudantes. Um dos caminhos é continuar o trabalho de "democratizar" a informação em saúde, o outro é desacelerar para humanizar e otimizar resultados e a satisfação de pacientes e familiares. Sem a pretensão de esgotar o assunto, e sem ser o dono da verdade, espero que a leitura desta obra seja útil e agradável aos estudantes, pacientes, médicos e profissionais de saúde de diferentes idades e áreas de atuação, com todo o meu respeito e apreço.

1

LEITO 7

> *The whole art of medicine is in observation... but to educate the eye to see, the ear to hear and the finger to feel takes time, and to make a beginning, to start a man on the right path, is all that you can do.*[4]
> (Sir William Osler)

Todas as profissões têm termos técnicos. Alguns são fáceis de entender quando bem explicados. A palavra "semiologia" deriva do grego e significa estudo dos sinais e signos. As palavras são sinais. Se escrevo "lanterna" em uma folha de papel para você, a ideia de uma lanterna forma-se em sua mente; se escrevo "caneta", a ideia de uma caneta é formada. Se escrevo "ferida", a ideia de uma ferida é formada na sua mente. Em Medicina, semiologia médica é o ramo que estuda os sinais (como extremidades frias, coloração azulada da pele, distensão do abdome) e sintomas (dor, falta de ar, palpitação) das doenças. Entre outros significados, a palavra "anamnese", que também deriva do grego, significa recordação pouco precisa, reminiscência. Em Medicina, essa palavra significa um conjunto de informações dadas ao médico, mediante um interrogatório, sobre o passado e a história da doença. Anamnese consiste da entrevista que o médico faz com o próprio paciente ou os familiares para obter a história dos sinais e sintomas que o paciente apresenta: dor de cabeça, falta ar, cansaço ou outros.

Na *Enciclopédia* de *Diderot* e *D'Alambert*, publicada entre 1751 e 1780, há uma parte que trata dos signos, cujo autor é desconhecido. Entendendo signos como sinais, sintomas ou fenômenos, ele chama de *signos amnésicos* aqueles que nos recordam o estado em que o corpo se encontrou por um período de tempo, mais curto ou mais longo; de *signos diagnós-*

---

[4] Em tradução livre: "Toda a arte da medicina está na observação... porém, educar o olho para enxergar, o ouvido para escutar e o dedo para sentir leva tempo, e para fazer um começo, iniciar o homem no caminho certo é tudo o que você pode realizar".

ticos os que podem contribuir para se esclarecer uma afecção presente ou o estado de saúde; e de *signos prognósticos* aqueles que permitem ao médico ler no futuro um estado de saúde ou de doença. Esses signos são "extremamente vagos, difíceis de apreender e de avaliar corretamente, e requerem o hábito da observação, muito trabalho e penetração". Ressalta, ainda, os *signos equívocos*, que estão presentes em diferentes doenças, e os *signos patognomônicos*, pois estes têm sempre a mesma significação, ou seja, indicam a coisa significada: uma doença específica em que aquele fenômeno ou sinal está presente.

Mas há muito mais a se apreender sobre sinais, sintomas e doenças nas aulas práticas de semiologia médica nas faculdades de Medicina.

Era manhã de outono de 1984 em Niterói, uma cidade do outro lado da Baía de Guanabara em relação à cidade do Rio de Janeiro. O Hospital Universitário Antônio Pedro da Universidade Federal Fluminense era e ainda é uma estrutura antiga em frente a uma avenida de grande movimento de veículos e pessoas. A temperatura era amena e podíamos perceber um céu azul claro e lindo, sem nuvens, pelas janelas abertas das enfermarias do sexto andar do hospital. O professor dividiu os pacientes entre os novos estudantes que acabara de receber para a aula prática de semiologia médica na enfermaria de cardiologia do sexto andar. Cada acadêmico de Medicina teria que entrevistar e escrever livremente a história do paciente em uma folha de papel em branco, fazendo uma entrevista que começava com a identificação do paciente. Essa seria minha primeira anamnese. A mim, coube entrevistar o paciente do leito sete. O paciente desse leito tinha sofrido um infarto agudo do miocárdio há três semanas. Sobreviveu apesar da limitação de recursos da década de 1980, sobretudo em um país não desenvolvido, e evoluíra com um quadro clínico de insuficiência cardíaca que já estava compensada no dia em que o conheci naquela enfermaria do sexto andar.

Observei-o atentamente enquanto me dirigi a ele.

O paciente do leito 7 respirava confortavelmente, deitado no colchão de uma antiga cama hospitalar. Ele era magro, tinha a maior parte de seus cabelos castanhos permeada por fios brancos, lisos, um pouco longos, olhos castanhos a olhar quase fixamente para a frente, de sua posição deitada, com os membros inferiores esticados, pés cruzados a balançar ligeiramente. Ele apoiava a cabeça no travesseiro e o queixo com uma das mãos. Tinha aquele ar de tédio de quem estava cansado de hospital, de médicos jovens e de alunos de Medicina que diariamente o abordavam.

Aproximei-me e consegui uma cadeira de ferro pintada de branco. Eu me sentei à beira do leito dele.

— Bom dia.

— Bom dia — ele respondeu, sem sair de sua posição, e mal olhava em minha direção.

— Eu sou Wellington Bruno, estudante da faculdade de Medicina, vim aqui pra saber de sua história, fazer algumas perguntas ao senhor, tudo bem?

— Olá, Wellington Bruno. Tudo bem.

— Pode me chamar de Bruno.

— OK, Bruno.

— Eu gostaria de saber o motivo que trouxe o senhor a este hospital e resultou na sua internação. Mas, em primeiro lugar, qual o seu nome?

Ele me respondeu:

— Leito 7.

— O senhor não entendeu. Eu perguntei "Qual o seu nome?"

Ele repetiu:

— Sete. "Leito 7".

— Bem, eu sei que o senhor está no leito 7, mas eu perguntei "Qual o seu nome?"

Dessa vez, ele respondeu retirando a mão direita do queixo e apontando para a identificação acima do leito:

— "Leito 7" — insistiu. — Estou aqui há três semanas e todos me chamam de Leito 7. Eu já me acostumei. Pode me chamar de Leito 7 também.

É interessante perceber como, muitas vezes, as grandes lições vêm dos próprios pacientes, e não dos livros técnicos e tratados de Medicina. Ou talvez sejam as que mais sejam fixadas na mente dos estudantes, médicos e demais profissionais da área de saúde. Inicialmente, eu não percebi a importância daquele momento para minha formação, mas guardei-o. O paciente me deu uma importante lição: a importância do nome para as pessoas; mais que isso, a importância de ser reconhecido como uma pessoa que tem um nome. Ele me ensinou que o paciente não pode ser visto como um número, como um leito, como uma doença principal associada a outras tantas mais.

O paciente não é simplesmente "um caso clínico interessante", "um número de identificação", como o número do leito ou do prontuário. O paciente é um ser, em sua integralidade, com todas as suas peculiaridades. Cada paciente é um ser especial, único, assim como cada estudante, cada médico, cada profissional de saúde é um ser especial que interage com outro indivíduo especial que o procura para assistência. Essa relação entre um e o outro deve ser ensinada, desenvolvida e valorizada como uma habilidade necessária ao profissional.

Durante as décadas seguintes, de grande desenvolvimento científico e tecnológico da Medicina, tornava-se claro que, se o paciente não recebesse uma atenção genuína como pessoa humana, uma sensação de mal-estar, de insatisfação, ficava no ar, independentemente de o paciente estar em uma enfermaria humilde de um hospital público ou em um luxuoso quarto de um grande hospital particular. Não é somente o luxo da hotelaria e a eficiência que contam, é a atenção também. Essa atenção deve ser total. Ela não pode ser somente para os aspectos físicos, mas também para os aspectos psicológicos, sociais e até espirituais, de acordo com a percepção das demandas do paciente pelo médico ou de outros profissionais de saúde. Portanto, a Medicina deve ser "centrada no paciente". Ela não deve ser centrada na doença ou em um órgão específico.

O mundo anda corrido, sem atenção. E os seres humanos sentem um certo mal-estar, sobretudo quando mais precisam de atenção, de uma atenção interessada. Fora do ambiente de cuidados à saúde, Charles Baudelaire (1821-1867) reconhecia esse mal-estar na sociedade, essa despersonalização impingida ao homem moderno da sociedade francesa urbana e industrializada do século 19 em uma sequência de poemas em prosa, sem métrica ou rimas, chamada *O spleen de Paris*. Para Baudelaire, o *spleen* é o estado de melancolia e tédio, uma dor existencial que afligia os seres humanos. Edgar Allan Poe (1809-1849), em "O homem da multidão", também abordava esse homem sem tempo para si, sem nome, sem direito ao lazer, sem alma, graças aos tempos modernos na Londres do século 19, um tema muito bem abordado pelo poeta e cineasta Donny Correia em artigo do jornal *O Estado de São Paulo*, de 31/1/2021, caderno "Na Quarentena", durante a pandemia de covid-19. Esse cenário se reflete na medicina, na assistência à saúde, porque "os homens e mulheres da multidão" estão também nos hospitais como pacientes e como profissionais da saúde. Assim, a maioria das pessoas viveu a segunda metade do século 20, e vive no século 21, incluindo a maioria dos médicos assistentes.

A progressiva transformação dos hospitais e serviços de saúde privados e públicos tem replicado esse mal-estar existencial, essa despersonalização, tanto de pacientes como de médicos e demais profissionais de saúde. Esse mesmo sistema de despersonalização caminha *pari passu* com discursos e tentativas de humanização dos serviços de saúde que não saem do papel ou são precariamente aplicados, dada a força do aspecto econômico para a sustentabilidade dos serviços como justificativa.

Nas universidades, bons professores ensinam essa visão de eficiência, especialmente econômica, aos alunos que cuidarão da saúde deles e de seus entes queridos e, no final, perguntam-se "Quem vai cuidar de nós nesse ambiente tão despersonalizado, frio e… 'eficiente'? Eficiente?!". E, afinal, o que é ser eficiente em cuidados à saúde? Meu nome é leito 5, 6, 7, 14, 30? De quantos leitos o doutor e a enfermeira cuidam em um dia ou noite de plantão para alegria e eficiência dos administradores públicos e privados, dos economistas, dos acionistas das grandes redes e empresas de saúde? É a invasão da medicina humana pela economia.

Alguém pode estar no leito 7 hoje, mas o nome é Maria, Helena, Francisco, João, Fernando, Antônio ou José… não importa. Ele(a) vem da multidão como o personagem de "O homem da multidão", de Poe, mas ele(a) não quer ser um homem (ou mulher) que não se deixa ler: *"não é um livro que não se deixa ler"*. O paciente precisa de atenção no consultório, na enfermaria, no CTI ou na clínica de fisioterapia. Em todos os lugares onde busca cuidados para sua saúde, o paciente quer ser visto como um ser humano que precisa de atenção. Ele quer que seja diferente do que vem acontecendo nos serviços de saúde nos dias atuais.

2

FRANÇOIS TRUFFAUT E A PRÁTICA

Os quatro pontos cardeais (do latim *cardealis*, principais): norte, sul, leste, oeste. O Sol nasce no Leste e se põe no Oeste. Se eu abro meus braços e estendo meu braço direito para o lado onde o Sol nasce — o lado leste —, meu braço esquerdo apontará para o lado onde o Sol se põe — o lado oeste. À minha frente, estará o norte e atrás de mim, o sul. O tempo passa rapidamente, e quando você dá por ele, muito tempo se passou. Como em qualquer profissão, é importante você saber para onde quer ir e onde e como gostaria de estar a cada cinco ou dez anos. Portanto, é importante fazer um planejamento como os navegantes. Ainda que você não chegue aonde pretendia chegar, na exata localização, você poderá estar mais próximo dela pelo menos. Contudo, nenhum planejamento será bem sucedido se não houver foco, disciplina e dedicação ao treinamento para se capacitar bem em sua profissão. Demanda um certo suor.

Há um filme de François Truffaut chamado *L'amour en fuite* (*Amor em fuga*) em que o personagem Daniel e o filho dele estão se despedindo em uma estação de trem de Paris. O pai, do lado de fora do trem, conversa com o filho, que está à janela com um violino:

— Pratique bastante e você será um grande violinista — diz o pai.

— E se eu não praticar? — pergunta o filho.

— Bem... Se você não praticar, será um crítico musical.

E assim é o estudante de Medicina e de todas as demais áreas de saúde. Assim também é a regra para médicos jovens e idosos, para professores de Medicina. Se não praticar regularmente, perde o que jogadores de futebol chamam de "ritmo de jogo". Não adianta que não consegue exercer bem a profissão se não praticar. Nem o professor titular ou catedrático de Medicina exerce com excelência se não praticar regularmente.

Quando eu ainda era estudante, assisti a umas aulas do professor Rocco, já bem idoso, na Academia Nacional de Medicina. Quando ele ensinava acerca da associação direta entre apagamento e dilatação progressiva do colo uterino com a aproximação do parto de mulheres em trabalho de parto, ele usava uma frase: "Quem mais toca é quem mais sabe". Quando fui praticar como estudante estagiário em maternidade, confirmei que ele tinha razão. Era necessário examinar muitas gestantes em trabalho de parto (ou não em trabalho de parto para comparação) para fazer o diagnóstico correto da aproximação do nascimento de uma criança. Não bastava somente dar aulas, ler os livros de obstetrícia, estudar para as provas; era necessário praticar.

Um modelo de ensino adotado em qualquer instituição de ensino jamais deverá se distanciar do modelo tradicional em que o professor presta assistência aos pacientes e ensina teoria e prática aos alunos nos hospitais universitários ou outros serviços médicos ligados a ensino e assistência. O médico e professor canadense William Osler (1849-1919) deixou um legado de grandes ensinamentos para médicos e estudantes de Medicina. Era uma época em que um médico não podia fazer muito por pacientes portadores de doenças que exigiam uma ultrassonografia, uma tomografia computadorizada, antibióticos ou as eficazes quimioterapias, radioterapias e cirurgias robóticas de hoje. Contudo, ele estava regularmente ao lado de seus pacientes e alunos no hospital universitário, dando aulas práticas e analisando problemas de saúde, além de dar atenção e conforto. A presença dele era fundamental. Ele foi um modelo de exercício da profissão para todos os médicos de todas as épocas.

As instituições não constroem o reconhecimento das pessoas. Isso é uma inversão de valores. As pessoas é que constroem o reconhecimento das instituições. Cada qual com seu trabalho e seus valores. Senão, tornam-se parasitas do nome da instituição. O pesquisador, médico e professor de cardiologia Raul Carlos Pareto Júnior, da Faculdade de Medicina da UFF, já muito idoso, dava aulas teóricas nas salas e também examinava pacientes nas enfermarias, cercado por acadêmicos de Medicina nos anos 1980 e 1990. Ele lecionava Semiologia Cardiovascular e, por meio de sua exemplar relação médico-paciente, servia como modelo aos alunos de graduação, residentes e pós-graduandos: era nosso modelo local de medicina com humanismo, competência e disponibilidade para ensinar.

A relevância do trabalho dos críticos é inegável, mas urge ao médico — sobretudo a quem está em formação — praticar de fato, examinar o paciente, para não ser um mero crítico das obras dos outros, um "engenheiro de obras prontas", como se diz por aí. É preciso "colocar a mão na massa". É preciso estar ao lado do paciente e examiná-lo no dia a dia. Afinal, como apreendi de um velho ditado em francês com a professora de francês Céline Chevalier, online: *"C'est en forgeant qu'on devient forgeron"* ("É forjando que a gente se torna um forjador").

Como em qualquer área, é preciso suar muito, muitas horas de estágio e trabalho para fazer bem e ser bem sucedido na profissão. Albert Einstein já dizia que "o único lugar onde a palavra 'sucesso' aparece antes da palavra 'trabalho' é no dicionário". Praticar muito é fundamental para chegar à excelência e ao sucesso profissional. E notem aonde Einstein chegou com sua mente magnífica aliada a muito esforço.

3

EMPATIA

Eu conheço um dos grandes males deste mundo: a pressa. O primeiro médico que me atendeu no ambulatório estava com pressa, o segundo, apressado, e o terceiro também. Cá estou eu no hospital agora. E todos estão apressados.

(Leito 7)

A confiança é construída pelo profissional no decorrer do tempo. No conto "Pulso", que dá nome a uma coletânea de contos do escritor inglês Julian Barnes, ele lembra: "No passado, o médico, o pastor, o advogado, talvez o diretor da escola, eram figuras que todos procuravam para pedir auxílio além da competência profissional". Isso era fruto da confiança construída por esses profissionais em suas áreas de atuação, mas que acabava por levar pessoas a buscar aconselhamento não somente nas próprias áreas de conhecimento, mas também em outras áreas. Nos últimos anos, contudo, devido à ampliação das fontes de informação e à perda dessa construção de confiança em nome da rapidez, da eficiência dos protocolos e algoritmos e da economia, os médicos e pacientes, principalmente, constroem relações superficiais, despersonalizadas, em que muitas vezes um nem lembra o nome do outro; talvez, no máximo, que aquele era o médico do convênio ou seguro-saúde ou daquela enfermaria, e o paciente era aquele "da cirrose hepática", "da miocardite viral", "da paralisia facial" ou "da covid-19" que estava no leito... "Não me lembro. Ah, sim! O leito 8? Não, não... o leito 7! Ah! Agora me lembro dele".

Como construir confiança em um cenário como esse, lembrado pelo escritor Daniel Pennac em *Diário de um corpo*. Esse livro, além de divertido e comovente, faz crítica à "medicina apressada" de nossos dias. Pennac acaba ensinando medicina aos estudantes e aos pacientes por meio de suas críticas à medicina praticada hoje no país dele e em muitos outros: "Quanto aos médicos de hoje em dia (aliás, quando é que você foi auscultada pela última vez?), simplesmente já nem tocam o corpo. Só se interessam pelo quebra-cabeça das células, pelo corpo radiografado, ecografado, escaneado, analisado, o corpo biológico, genético, molecular, a fábrica de anticorpos". Acredito que essa seja uma grande aula de medicina para refletirmos a respeito em nossos dias.

Se a relação médico-paciente não for pautada na confiança mútua, o resultado não costuma ser bom para nenhum dos lados. Essa confiança é construída a partir de referências que o paciente tem do profissional de saúde, mas principalmente da atenção recebida na escuta dos problemas físicos, psíquicos, sociais e até espirituais conforme a abordagem. Outro fator importante é o exame físico realizado de maneira atenta e minuciosa antes de se requerer ao paciente que se submeta a toda sorte de exames de sangue, urina, fezes e métodos de imagem e de testagens da fisiologia dele por meio de exames funcionais.

Outro aspecto fundamental do bom profissional é a capacidade de ter empatia por seus pacientes. Ter a capacidade de se colocar no lugar do paciente e dos familiares que o procuram. Para isso, é importante ter o entendimento de que o momento do atendimento é um momento muito esperado e com expectativas importantes: esclarecimento, cura, controle dos sintomas e conforto. Esse momento não pode ser apressado, meramente protocolar, frio e tecnológico, resultando em prejuízo da relação e confiança.

Quanto mais nos distanciamos dos dias atuais para o passado, sabemos quão pouco os médicos podiam fazer por seus pacientes. Hipócrates, que viveu entre 460 e 377 antes de Cristo, considerado o pai da medicina, ensinava: *"Curar algumas vezes, tratar com frequência, confortar sempre"*. Conquanto tenha havido muitos charlatões descritos por grandes nomes da literatura universal, como Charles Dickens e Voltaire, muitos gozaram de grande prestígio pelo interesse e competência dentro dos recursos disponíveis de suas épocas. Lembro-me de uma edição de *Cecil's Textbook of Medicine*, um dos tratados de Medicina mais utilizados por médicos formados e em formação, em que um dos autores lembrava que o pai dele, que era médico, não tinha os conhecimentos científicos, medicamentos e recursos tecnológicos que ele mesmo tinha nos anos da edição daquele livro, mas os pacientes sentiam-se verdadeiramente aliviados ao vê-lo chegar às suas residências para lhes prestar atendimento médico. Com isso, ele percebia que, apesar de toda a evolução do conhecimento e dos recursos tecnológicos do momento, os pacientes tinham uma insatisfação crescente com a atuação dos médicos que lhes assistiam nos Estados Unidos da América. Nessa época, já havia uma priorização do ensino de novas tecnologias de imagem e outros exames laboratoriais e novos procedimentos invasivos em detrimento do tempo para ensino de semiologia médica (ensino do exame clínico) e da relação médico-paciente. Há outra lição de Hipócrates de grande sabedoria que não pode ser perdida ao longo do tempo em nenhuma instituição de ensino médico e por nenhum profissional médico em seus dias de trabalho: *"É mais importante saber que tipo de pessoa tem uma doença do que saber que tipo de doença uma pessoa tem"*.

A prática da medicina pode ser um jogo duro. Há os momentos em que nos sentimos em um jogo de xadrez. Movemos uma peça e aguardamos a resposta do adversário chamado "doença"; em outros, movemos uma peça, pensando em movimentos posteriores para vencer esse adversário: um jogo de atenção e estratégia. Outras vezes, sentimo-nos como um guerreiro inglês em desvantagem em uma *batalha de Agincourt*, mas conseguimos vencer. Outras vezes, perdemos. Nós, médicos, pacientes e pessoas amadas, perdemos juntos. A sociedade perde também. As batalhas são árduas, gratificantes ou não. A responsabilidade é gigante, mesmo quando não reconhecida. A vida é assim. Há os momentos em que, mesmo em vida, estamos mais próximos da morte que da vida. É impossível lutar contra o destino, contra a finitude, mesmo quando ela não se apresenta tão claramente a todos nós.

Dos anos 1980 em diante, a evolução científica e tecnológica avançou de modo extraordinário. Vieram os computadores nos anos 1990, seguiu-se a disponibilidade da internet nos anos 2000. Tivemos que largar caneta, lápis e papel um pouco para aprender a lidar com digitação e programas de informática que, em última análise, tornaram-nos mais céleres na produção de ciência e aprendizado. Sem dúvida, a evolução dos conhecimentos de estatística pelos alunos, médicos e professores e a crescente demanda da medicina prática baseada em evidências científicas trouxeram enorme aceleração das ciências da saúde. O avanço tecnológico segue a passos largos e seguirá cada vez mais rápido nos próximos anos. Mas os pacientes continuam a se queixar da pressa e do distanciamento dos médicos.

A dedicação às ciências médicas, às novas tecnologias e à estatística para se obter evidências na medicina cresceu rapidamente e trouxe grandes benefícios para os pacientes de modo geral. A população passou a viver mais e o número de idosos não cresceu à toa em famílias, bairros, regiões e países do Ocidente. Contudo, os alunos de Medicina e outras áreas da saúde passaram a ser mais valorizados pelos conhecimentos de bioestatística e de ciência do que pela capacidade de desenvolver uma boa relação médico-paciente e de ter empatia em enfermarias e ambulatórios dos hospitais universitários. O bom aluno de Medicina passou a ser aquele que desenvolve as capacidades de participar de projetos científicos e de apresentar trabalhos científicos nos congressos regionais e internacionais, além de participar de publicações em revistas científicas. Então, eles são colocados no atendimento aos pacientes posteriormente, com dificuldades de relacionamento e de comunicação. E os pacientes seguem insatisfeitos.

No CTI

— Segure minha mão! Por favor! Não solte! — pedia com olhar assustado de quem precisava muito não ser deixada sozinha naquele momento que imaginava ser uma despedida do mundo físico, um momento de medo do desconhecido, de medo do sofrimento e do fim.

Não havia ninguém de sua família. Havia médicos ao seu redor em um setor de terapia intensiva. Eu não entendi plenamente por que Raquel, uma mulher de cerca de 39 anos, com uma prótese de valva aórtica colocada no coração há quatro anos e que não mais funcionava adequadamente, pedia-me para não soltar sua mão. Ela acumulava coágulos na prótese valvar progressivamente. Raquel pedia justamente a mim, um estudante de medicina inexperiente, que segurasse sua mão. Com força. Os outros médicos faziam o que podiam em um hospital de periferia da região metropolitana do Rio de Janeiro, já sabendo o desfecho fatal em poucos minutos, especialmente na década de 1980.

Poucos minutos depois, ela parou de apertar minha mão, a vida partiu de seu semblante, de seu olhar, de seus lábios. Faleceu enquanto eu segurava sua mão. Afastada de sua família pelas paredes do hospital, como os seres humanos passaram a morrer depois de demonstrada a capacidade dos médicos para evitar a morte, mas não todas. A medicina tem seus limites. Por mais que avance, há sempre o limite em todas as épocas, locais e regiões.

Fui o último a segurar sua mão na despedida deste mundo. Fiquei ali parado, vendo a movimentação dos médicos e profissionais de saúde. Sim. Não. Nada a fazer, porém muito a aprender. Aprendi a importância do toque para a pessoa que sabe que está prestes a se retirar deste mundo físico. A solidão dos moribundos é profunda, mas o toque permite uma última conexão com a vida terrena. Você, profissional ou leigo, não deixe de segurar a mão de quem está para morrer!

A empatia é fundamental. É importante se colocar na posição do outro. A situação de Raquel era uma situação extrema. No dia a dia da atividade dos profissionais de saúde, os pacientes fazem pedidos ou apresentam muitas necessidades que vão muito além da necessidade de amenizar o sofrimento físico. O médico e os demais profissionais de saúde precisam estar atentos para atender às necessidades que são importantes para cada um de nós quando estamos na posição de pacientes.

A enfermeira, assistente social e médica Cicely Saunders (1918-2005) — perceba a formação dessa senhora — chamou a atenção para as diferentes dimensões da dor, um sintoma frequente nos consultórios. A dor tem uma dimensão física, para a qual os médicos prescrevem analgésicos, mas tem também uma dimensão emocional, social e espiritual que todos os profissionais de saúde devem estar capacitados a reconhecer e oferecer o melhor tratamento disponível. Para ser um bom médico, é preciso enxergar o paciente em todas as suas dimensões com empatia, sem preconceitos ou juízo de valor.

A boa relação médico-paciente precisa ser ensinada nas faculdades antes de o acadêmico de Medicina passar a ter contato com doentes. Ela precisa ser enfatizada no currículo médico. Ela deve ser uma aliada na busca pela excelência no exercício da atividade médica. Isso é uma verdade para todas as profissões e uma demanda da sociedade. Alguns alunos trazem em si uma habilidade natural para se relacionar com empatia com pacientes, mas ela pode e deve ser ensinada com competência e bons resultados. Parece pouco importante, mas é uma das maiores necessidades dos pacientes e familiares nos serviços públicos e privados de saúde.

Nos últimos anos, as faculdades de Medicina desenvolveram um currículo médico com ênfase para a medicina comunitária dentro de uma filosofia da necessidade de voltar a atenção para populações carentes nos postos de saúde das comunidades e de formação médica ampla para atender às necessidades de pacientes individuais e seus familiares. É válido, mas é necessária uma formação médica de excelência nas faculdades e hospitais no campo científico, e isso demanda muito tempo dos alunos. A grade de disciplinas precisa ser equilibrada. O tempo de um estudante de Medicina é precioso. Se há excessos no currículo para determinada área, haverá deficiência nas outras. Logo, é importante haver um adequado equilíbrio entre o ensino das disciplinas básicas (anatomia, fisiologia e fisiopatologia, entre outras), de semiologia médica, da boa relação médico-paciente, da comunicação, de ciência e tecnologia e de medicina comunitária para a boa formação dos estudantes de maneira a realmente atender às necessidades das pessoas. Atender bem as pessoas demanda tempo e excelente formação em diferentes campos.

Não haverá boa relação médico-paciente se não houver boa formação técnica, boa ciência e competência. Os pacientes querem ficar bem, querem ser curados, querem uma solução para o controle de seus sintomas. Mas a competência técnica não é suficiente se não houver uma boa relação entre o médico e o paciente. A boa relação médico-paciente precisa ser ensinada, testada e avaliada regularmente na prática por preceptores competentes no campo das relações, no campo da medicina como arte e ciência e não somente como ciência. Muitos pacientes desistem de bons especialistas sob o ponto de vista técnico porque estes são pedantes ou extremamente distanciados daqueles.

Atendimento domiciliar

Valentina passara dos 90 anos de idade. Ela estava naquele estágio da demência de Alzheimer em que reconhecia poucas pessoas e ainda misturava fatos relacionados a ela e outras pessoas. Eu tratava dela há mais de 20 anos.

— Bom dia, Valentina. Eu fui convidado a vir aqui porque você não pôde ir ao consultório. Como vai?

— Bem — respondeu sem saber realmente quem eu era de imediato.

— A senhora lembra de mim?

— Eu não lembro do seu nome, mas lembro que o senhor é um bom médico.

— Ah, sim, obrigado.

Ela prosseguiu, dizendo algo que me deu grande alegria:

— O senhor é aquele médico que dá atenção aos pacientes, que examina direito. O senhor deixava a gente falar da gente.

Confesso que foi bom ter deixado aquela impressão em uma pessoa que eu sabia que caminhava para perder todas as conexões que lhe permitiam expressar esse agradecimento.

No consultório

Um dia, atendi um paciente desgastado, com uma grave doença. Ele tinha sido indicado por um de seus vizinhos, que tinha a mesma doença. Ele desistira do tratamento com um grande especialista.

Eu disse a ele:

— Por que você veio me consultar? Sabe que o médico de onde você veio é um dos maiores especialistas na sua doença?

— Sei, sim, doutor. Se o senhor me tratar com um pouco menos do conhecimento do doutor X, mas com humanismo, como trata meu vizinho, eu estarei satisfeito.

Lembrei-me da lição que tive muitos anos atrás.

Além de um médico com conhecimentos de biologia celular, anatomia, histologia, fisiologia, farmacologia e fisiopatologia, o paciente precisa de um médico que o entenda e o compreenda. Isso pode ser obtido ao longo do tempo, depois de algumas consultas que sejam realizadas sem pressa. Muitos pacientes se expõem durante o período em que se constrói uma relação de confiança. Mas o médico atento, sem pressa, detecta nuances na entonação de voz, na respiração e no comportamento que dizem muito mais acerca dele mesmo que os exames trazidos em uma sacola de exames.

    Alguns pacientes têm a característica de falar em detalhes tudo o que se passa com eles e até com familiares, e no permeio de longas histórias o bom médico precisa captar o que é relevante para a elaboração de seu diagnóstico, mas o melhor médico precisa estar atento às poucas pistas que o paciente lhe fornece em poucas palavras. É parecido com o que ocorre na literatura. Ernest Hemingway escreveu um conto de seis palavras de profundo impacto emocional: "*For sale: baby shoes. Never worn*" ("À venda: sapatos de bebê, nunca usados"). Poucas palavras podem ter uma relevância enorme em relação a todo o sofrimento de uma pessoa.

4

UM AUDITÓRIO CHEIO DE ALUNOS ALI NAQUELE MOMENTO

Apesar dos avanços no conhecimento e das estratégias dos governos brasileiros de combate ao hábito de fumar, muitos já desenvolveram doenças vasculares, enquanto muitos ainda fumam ou adotam o hábito ainda na adolescência. Para piorar, o número de obesos e, consequentemente, de diabéticos aumenta exponencialmente no Brasil e na região metropolitana do Rio de Janeiro. Somam-se a isso hipertensão, dietas aterogênicas (ricas em carne vermelha, gordura animal e frituras), sedentarismo e dislipidemias (colesterol e triglicerídeos altos), e o resultado é uma legião de pessoas com problemas não somente nas artérias coronárias que irrigam o coração, mas também em outras artérias, como a aorta, as carótidas (artérias do pescoço que levam o sangue para a cabeça) e as que levam o sangue para as pernas.

A equipe do serviço de cirurgia vascular do Hospital Universitário Antônio Pedro, da UFF, tem um alto reconhecimento na região em que está inserida. Ela também forma grandes cirurgiões vasculares para o restante do Brasil. A fila de pacientes do Sistema Único de Saúde (SUS) a ser submetida às cirurgias que corrigem obstruções ou deformidades arteriais adquiridas durante a vida é longa. A prioridade é dada aos casos mais graves, então eles estão sempre a operar casos muito graves. Quando chega a vez de um paciente, ele já está em estado muito avançado de doença ou em situação de emergência cirúrgica.

Aconteceu certa vez de uma paciente ter sido submetida a longas horas de cirurgia de *bypass* aorto-bifemoral[5] e debridamento de uma ferida com pus e necrose em alguns dos dedos dos pés na tentativa de

---

[5] A cirurgia de *bypass* aorto-bifemoral consiste de colocar uma ponte de *dacron* (um material sintético tubulado) que liga a artéria aorta até as artérias femorais direita e esquerda abaixo da lesão aterosclerótica obstrutiva para permitir que os membros inferiores voltem a receber fluxo de sangue adequadamente.

se salvar sua perna e sua vida. Eles colocaram um tubo de *dacron* para sobrepassar as placas de aterosclerose que obstruíam a passagem de sangue para a extremidade das pernas. Altas horas da noite, a equipe de cirurgia vascular trouxe a paciente muito grave do centro cirúrgico para a unidade coronariana onde eu estava de plantão. Ela respirava com a ajuda de aparelhos, estava sedada e a pressão arterial era mantida com medicamentos que lhe aumentavam a pressão para níveis adequados, a força de contração do coração e os batimentos cardíacos. O número de leitos de unidade de terapia intensiva (UTI) não atendia à demanda da região onde o hospital estava inserido porque talvez ninguém houvesse calculado ou porque, se tivessem calculado, nunca conseguiam verba para aumento de leitos, equipamentos e, principalmente, de pessoal de saúde em número suficiente para o setor. Então a maioria dos pacientes em pós-operatório de cirurgia vascular era levada para a unidade coronariana, onde puderam reservar um leito para o pós-operatório em setor fechado com profissionais treinados e equipamentos para terapia intensiva.

Eram quase dez horas da noite. Os cirurgiões e os anestesistas pareciam exaustos. A residente da cirurgia vascular era a mais jovem, mas estava visivelmente exausta também. Eles nos narraram tudo o que fizeram e tudo de relevante que aconteceu no centro cirúrgico. Sabiam que a evolução da paciente poderia ser ruim, mas havia uma chance de ela ficar bem. Os cirurgiões e anestesistas partiram para o merecido descanso, banho e alimentação em seus lares, mas a residente ficou para ajudar nos cuidados intensivos — meu, de meu colega de plantão e da equipe de enfermagem — da paciente na unidade coronariana.

Infelizmente, a paciente não evoluiu bem. A ponte (*bypass*) não parecia funcionar adequadamente. Os membros estavam frios e o Doppler, um aparelho para detectar e medir fluxo nos vasos sanguíneos, não mostrava fluxo abaixo da região obstruída novamente. O estado da paciente continuava a deteriorar. Maior quantidade de drogas para manter uma pressão arterial minimamente satisfatória era necessária. Tivemos que chamar a equipe de cirurgia vascular que acabara de sair do hospital de volta. E não havia outros cirurgiões vasculares de sobreaviso para os ajudar na reoperação da paciente

Quando chegaram, sem banho, sem descanso, pareciam ainda mais devastados pela exaustão física e emocional das longas horas da cirurgia anterior. Imaginei como deve ter lhes passado pela cabeça: "Vamos aguardar até amanhã pela manhã e veremos se há necessidade de uma reoperação" ou "O Rio de Janeiro está muito perigoso para circular de carro a esta hora da noite". Mas não, lá estavam eles, exaustos e comprometidos com a paciente para fazer um novo procedimento cirúrgico com o semblante das pessoas mais exaustas do planeta.

Eles levaram a paciente para o centro cirúrgico novamente. Quando retornaram, já eram três horas da madrugada, com um resultado melhor que da cirurgia anterior. Eles são uma equipe muito capacitada tecnicamente e reconhecida por seus pares. Mas, dois dias depois, a paciente faleceu apesar de todo esforço empreendido. Nem sempre nossas batalhas resultam em vitórias, mas precisamos ter a consciência de que tentamos fazer o melhor possível para vencer, mesmo sob condições extremas.

Os alunos de graduação, pós-graduação e médicos residentes das áreas de saúde recebem aulas teóricas e práticas para desenvolver as habilidades necessárias para o exercício da profissão nos horários convencionais agendados. Eles têm potencial para tornarem-se os melhores, os mais bem capacitados sob o ponto de vista técnico. Alguns têm grande talento e tornam-se extremamente habilidosos. Mas as melhores e mais necessárias aulas vêm com exemplos práticos que se tornam paradigmas para o melhor e mais digno exercício da profissão. Por mais habilidosos que fossem aqueles cirurgiões, a principal aula que eles deram aquele dia para a residente que os acompanhava foi a aula de comprometimento com a paciente, a responsabilidade com aquela paciente do serviço público que eles mal conheciam. Foi uma aula magna sobre comprometimento que se estendeu madrugada adentro sob exaustão, dada como exemplo. Foram heróis anônimos da madrugada. Muitos alunos perderam aquela aula. Uma aula sem um público de alunos e médicos em formação. Deveria haver um auditório cheio deles ali naquele momento, mas isso não era possível àquela hora da madrugada.

5
ISTO NÃO É POUCA COISA

> *Há duas maneiras de viver a vida.*
> *Uma é não acreditar em milagres.*
> *Outra é achar que tudo é milagre.*
> *(Albert Einstein)*

Isto não é pouca coisa 1

Isto não é pouca coisa: o médico sul-africano doutor Christian Barnard fez o primeiro transplante de coração do mundo em 3 de dezembro de 1967. Outros médicos lhe ensinaram coisas extraordinárias previamente. Ele aprendeu técnicas de cirurgia cardíaca com o coração aberto com o célebre cirurgião doutor Walton Lillehei na Universidade de Minnesota (EUA), e de cirurgia experimental de transplante cardíaco em animais com o doutor Norman Shumway em Stanford (EUA). Contudo, havia certa limitação legal para a realização de transplante nos EUA. Quando o doutor Christian Barnard retornou à África do Sul, ele se sentia apto a realizar a desafiadora cirurgia de transplante cardíaco em humanos. Ele se tornou uma celebridade mundial ao fazer o coração de Denise Darvall bater no peito de Louis Washkansky. Imaginem um acontecimento desse ainda nos anos 60 do século 20. Infelizmente, Washkansky morreu de pneumonia dezoito dias depois, mas Barnard abriu a estrada das cirurgias de transplantes cardíacos para a humanidade.

Há algo mais na história dele que não pode ser esquecido. Ele e outro profissional de saúde protagonizaram uma situação que deixa uma mensagem importante. O dentista de 59 anos doutor Philip Blaiberg sofrera alguns infartos, seu coração ficou insuficiente e ele aguardava um doador compatível. Um dia esse doador surgiu. Chamava-se Clive Haupt, tinha 24 anos e estava em morte cerebral após afogamento. Havia um único e ridículo entrave: o doutor Blaiberg era branco e Haupt era negro em pleno regime racista do apartheid da época. Isso não era um problema para Blaiberg e, tampouco, para o doutor Barnard: ambos eram contra o absurdo do regime de segregação racial. Blaiberg, também conhecedor do corpo humano por dentro, disse sorrindo: "*Por dentro, todos somos róseos*". Essa é uma verdade! E isso não é pouca coisa.

Isto não é pouca coisa 2

Médicos e profissionais de saúde cuidam de reis, rainhas, presidentes e primeiros-ministros, motoristas, pilotos, artistas, atletas e outras pessoas comuns mundo afora. Esses fatos mostram a importância desses profissionais na história de um único indivíduo, de familiares, amigos e até de centenas a milhões de pessoas que torcem ou dependem deles em seu cotidiano. É uma grande responsabilidade e isso não é pouca coisa.

A seleção brasileira de futebol não foi campeã na Copa de 2018. Foi eliminada pela Bélgica nas quartas de final. A Croácia, com 4 milhões de habitantes, ficou em segundo e foi brilhante até o final. A França foi campeã contando com Pogba, Mbappe, Griezmann e outros craques de futebol com sobrenomes de origem francesa ou de outras nacionalidades. O importante é que era uma mistura de raças que estava dando certo. Foi a vitória da migração com todos os benefícios e problemas que ela pode trazer. E venceu — em equipe. Toda a equipe venceu. Foi lindo: uma lição para o mundo, abençoada por uma chuva que encharcou as roupas e lavou a pele de todos igualmente, independentemente de guarda-chuvas para autoridades. Parecia que a natureza queria dizer que diante dela nós somos todos iguais. Uma lição para as equipes, uma lição para as lideranças, uma lição para o mundo dentro e fora do estádio de futebol.

Há milênios médicos têm uma importância salutar em todas as sociedades. Estudam, esclarecem a causa de um conjunto de sinais e sintomas, tornam possível trazer à luz o que antes era desconhecido e, assim, dão o tratamento necessário para reduzir o sofrimento e desconforto do paciente para permitir que ele, independentemente de raça, cor da pele, gênero, condição social ou nacionalidade, possa retomar a sua vida da melhor maneira possível. E quando o limite é atingido, ele ainda pode dar atenção e conforto. Isso não é pouca coisa.

Na mesma Copa, em 2018, aos 23 anos de idade, o craque de futebol Neymar Júnior era o terceiro melhor jogador do mundo, o quarto artilheiro da história da seleção brasileira depois de Pelé, Ronaldo e Zico, com 66 gols pela seleção. Ele vinha se restabelecendo de uma cirurgia para tratamento de uma fratura no pé. Era o primeiro jogo após a cirurgia. Quando ele fez o primeiro jogo do amistoso entre a seleção brasileira e a seleção da Croácia, cercado por adversários, com grande perícia e eficácia, correu para abraçar o médico que o operou, doutor Rodrigo Lasmar, e o fisioterapeuta, Rafael Martini. Ele demonstrou a imensa gratidão por aqueles profissionais que o ajudaram a ter aquele momento de alegria não somente na vida dele, mas na de milhões de brasileiros... Isso não é pouca coisa.

Aquele momento foi de grande significado não somente pela demonstração da importância daqueles dois profissionais de saúde no restabelecimento do paciente, mas também pela demonstração da importância de profissionais buscarem a excelência nas práticas profissionais, a importância do trabalho conjunto interdisciplinar. Médico e fisioterapeuta, com certeza, auxiliados por outros grandes profissionais, entre instrumentadores, nutricionistas, psicólogos, enfermeiros e técnicos de enfermagem, trouxeram alegria e vida para paciente, familiares e toda uma nação de torcedores. Infelizmente, o Brasil perdeu aquela Copa, mas foi possível contemplar esses fatos... E isso não é pouca coisa.

Isto não é pouca coisa 3

As Olimpíadas de 2020 foram adiadas para 2021 em Tóquio, no Japão, por causa da grande pandemia de covid-19 que ainda assolava nosso planeta. As Olimpíadas aconteceram em 2021 sem a presença do público, e o uso de máscaras era obrigatório em algumas situações, entre outros protocolos de testagem e segurança para evitar a propagação do novo coronavírus entre atletas e delegações dos mais diferentes países. O técnico da seleção brasileira de voleibol feminino, José Roberto, recuperou-se da covid-19 no Brasil ainda em tempo de participar como treinador após grande sofrimento internado, auxiliado por cuidados de profissionais de saúde, como visto em imagens de reportagens de TV. Macris era uma de suas principais jogadoras. Ela sofrera uma lesão importante de tornozelo esquerdo em uma partida contra o Japão. Ela foi submetida a um tratamento rigoroso com gelo, imobilização e fisioterapia pela equipe. A seleção brasileira de voleibol feminino venceu a equipe da Coreia do Sul por 3 *sets* a zero, brilhantemente, com Macris em quadra após o empenho da equipe de saúde e boa dose de sacrifício da jogadora. Um momento marcante foi quando ela chamou seu fisioterapeuta para agradecer e lhe prestar homenagem durante reportagem ao vivo após o término da partida... Pois bem, isso não é pouca coisa.

Isto não é pouca coisa 4

Os profissionais de saúde são capazes de fazer pequenas grandes coisas em seus locais de trabalho nas metrópoles ou nos mais distantes locais. Eles fazem grandes coisas no trabalho propriamente dito, e fazem coisas relacionadas a outras atividades incorporadas por elevado grau de humanismo. Durante a pior fase da pandemia de covid-19 no Brasil, assisti a uma reportagem sobre um hospital do agreste de Pernambuco, no Nordeste brasileiro. Um grupo de profissionais de saúde levava música com voz e violão para os doentes internados. Ouvir o relato de um dos pacientes sobre o bem que lhe fez a música trazida por esses profissionais nos dias difíceis de internação foi sensacional. Como aqueles profissionais jovens tinham disposição e coragem para fazer algo mais, para fazer a diferença em um período em que milhares de profissionais de saúde sofreram ou foram vitimados pela covid-19 também, incluindo muitos jovens, é de arrepiar. São mensagens de humanismo... E isso não é pouca coisa.

Isto não é pouca coisa 5

Nem tudo se resolve com medicamentos. Soluções podem ser encontradas dentro de você e no ambiente em que se vive ou se trabalha. É o fator humano fazendo a diferença. Dentro da filosofia de que sempre há muito o que fazer quando se tem grandes desafios e novas ideias, uma reportagem do Jornal Hoje da TV Globo, exibida em 19 de outubro de 2021, apresentou-nos a "bototerapia". O fisioterapeuta Igor Simões levava jovens com variados graus de deficiência mental por um rio do Amazonas até o município de Iranduba para ter contato com o boto rosa. Ele aproveitava a curiosidade desses lindos mamíferos de água doce da Amazônia de se aproximarem de humanos. O cinegrafista mostrava cenas extraordinárias. Não precisava de publicação em revista científica para perceber o bem que a bototerapia fazia àqueles jovens e seus familiares.

6

TALENTO NÃO É TUDO

Talento é importante, mas não é tudo. O poeta e filósofo romano Horácio (Quintus Horatius Flaccus, 65 a.C.–8 a.C.) alertava acerca da Arte Poética (*Ars Poetica*): "*o talento natural precisa sempre ser aperfeiçoado pela prática e o domínio da arte*". Por mais que se tenha talento na arte poética, é preciso praticar para dominar a arte. Tem que se praticar: essa é a principal mensagem. É uma verdade para a prática da medicina e das outras áreas da saúde, assim como em outras profissões. Carmine Gallo, em seu livro sobre *Storytelling*, fala da "regra das 10 mil horas", citada por Malcolm Gladwell em *Fora de Série — Outliers*. Ele escreve: "os especialistas acreditam que leva aproximadamente 10 mil horas de prática para alguém se tornar mestre em uma habilidade como praticar um esporte, dominar música, dominar o *storytelling*, falar em público ou... realizar uma cirurgia", ou, ainda, fazer uma boa avaliação clínica de um paciente. Claro que números servem à ilustração, mas a ideia é a importância da prática além dos enormes tratados de medicina e cirurgia à disposição de estudantes e médicos. O professor, filósofo e ensaísta Ollivier Pourriol, discorrendo sobre o tema das 10 mil horas de Gladwell, ressalta que "*não basta acumular horas de prática, é preciso que esta prática seja deliberada, que constitua um esforço para chegar a um objetivo específico, um saber ou um gesto que ainda não dominamos*".

O acadêmico ou o profissional recém-formado faz longos estágios. São exaustivos, extenuantes por vezes. Mas o tempo de estágio não é tudo. É preciso ter a consciência do que se está construindo desde o início de sua formação até o final de carreira. Novamente, lembrando ensinamentos para a vida fora do catálogo dos livros de medicina, Gallo relembra a história do viajante da Idade Média que encontra um pedreiro quebrando pedras na construção de uma catedral e pergunta:

— O que você está fazendo?
— Não está vendo? Estou quebrando pedras.

O viajante aborda um segundo pedreiro que está quebrando pedras.

— O que você está fazendo?

— Estou fazendo meu ganha-pão.

Então ele pergunta a um terceiro homem que está fazendo a mesma atividade:

— O que você está fazendo?

— Estou construindo uma catedral.

Então é isso. É preciso saber o verdadeiro propósito de seu trabalho. É preciso ter em mente a grandiosidade do que se está construindo no decorrer dos anos para ser um bom profissional, um profissional diferenciado.

No filme *The Dig*, baseado em um romance homônimo que é inspirado em eventos reais, um escavador experiente de nome Basil faz uma descoberta de uma embarcação anglo-saxônica do século 6 d.C. em pleno ano de 1939 às vésperas da Segunda Guerra Mundial em Sufolk, no Reino Unido. Um sujeito arrogante e letrado de um museu fez de tudo para ganhar os louros da descoberta e acabou que os créditos de Basil foram esquecidos durante décadas até que ele fosse creditado. O nome dele está hoje no British Museum pela importância de seu trabalho. Ele não era um arqueólogo diplomado e reconhecido, mas sua prática de décadas o fez realizar uma grande descoberta em trabalhos de escavação que aprendera com o pai, que era escavador. Aprendeu porque se dedicou com afinco e capacidade de observação e análise de terrenos. Ele construiu uma catedral.

O grande "pulo do gato", o ponto importante para todos das áreas da saúde está na busca da excelência. Descobrir, saber o que ele(a) precisa saber e de quais habilidades e competências ele(a) necessita para exercer sua profissão com o máximo de perícia, habilidade e eficiência entre milhões de informações antigas e novas nos livros, revistas médicas e internet. Mas não basta a leitura; é necessário praticar regularmente. Senão, esquece ou não aprende de verdade. É necessário praticar com gosto, com amor e dedicação. É preciso ter iniciativa, deliberação para aprender o que não lhe ensinaram.

Em meus arredores, há um rapaz que distribui panfletos de propaganda para pessoas nas calçadas. Ele sempre me chamou atenção pela seriedade como exerce aquela atividade. Sempre com muita educação, ele distribui aquelas propagandas, escolhendo as pessoas ideais que deveriam recebê-las. O profissional de saúde deve atuar com dedicação e seriedade, sem perder seu jeito de ser, sem jamais deixar de entregar a quem necessita seu conhecimento e sua empatia.

     E como atingir essa excelência? Tem que se estudar, mas tem que se praticar acima de tudo. William Osler dizia: *"aquele que estuda medicina sem livros navega num mar sem mapa, mas aquele que estuda medicina sem pacientes não vai sequer ao mar"*, porque a medicina é aprendida à beira do leito, nos ambulatórios, examinando pacientes, e não na sala de aula, como Osler também ressaltava. Isso demanda muito tempo do estudante e do recém-formado em seu dia a dia. Contudo, é necessário aprimorar habilidades de comunicação (sim, a comunicação!) no campo da relação médico-paciente e profissionais de saúde-paciente. O cotidiano das tragédias endurece o coração, torna muitos profissionais dispersivos e indiferentes. A dispersão e a indiferença são motivos de grande angústia e insatisfação para pacientes. As faculdades devem preparar os futuros profissionais a buscar os meios eficazes de manter uma boa relação com pessoas, de buscar o que é importante saber para o bom exercício da profissão, sem perder a arte e humanidade da profissão com o uso eficaz da ciência e da comunicação. É preciso construir uma catedral.

7

UM INSTRUMENTO ANTIGO E EFICAZ

Na próxima consulta, pense que o médico que o atende precisa responder mentalmente e passar ao papel — ou ao computador — algumas perguntas que o auxiliam no raciocínio de médico:

1. Quem?
2. O quê?
3. Onde?
4. Quando?
5. Como?
6. Por quê?

Veja como é simples[6]:

1. **Quem** é o paciente, quem é você: gênero, idade, raça, onde nasceu, onde reside, onde já residiu, hábitos (sedentário? fuma?), doenças preexistentes, cirurgias prévias, alergias, doenças de familiares.
2. **O quê** é o motivo da consulta, o que o levou a procurar atendimento médico, qual é ou quais são as queixas.
3. **Onde** está localizado o sintoma, a queixa: na cabeça, no peito, no dorso, na região lombar, no abdome, em algum membro etc.
4. **Quando** apareceram os sinais e sintomas. Aqui é importante o paciente anotar ou ter em mente a data aproximada do início dos

---

[6] Em *DeGowin's Diagnostic Examination* (10ª edição), a ordem é: who (quem), what (o quê), when (quando), where (onde), how (como), why (por quê). Troquei a ordem de "quando" e "onde" apenas por uma questão de preferência pessoal.

sintomas, se ocorrem a qualquer hora do dia ou especialmente em algum horário. É bom ajudar o médico a traçar uma linha do tempo, uma cronologia dos acontecimentos. Essa informação ajuda tremendamente.

5. *Como* começou: de maneira lenta e insidiosa ou abruptamente. De acordo com o comportamento dos sintomas e sinais, o médico levantará algumas hipóteses de diagnóstico. Os mesmos sinais e sintomas têm diferentes comportamentos de acordo com a causa. Falta de ar de embolia pulmonar tem um comportamento, da insuficiência cardíaca tem outro, a mesma coisa para dor de cabeça, inchação (edema), dor no peito etc. "Como?" é uma pergunta que se refere à fisiopatologia das doenças, ou seja, de que modo elas se desenvolvem.

6. *Por que* é a pergunta que o médico se faz para identificar a causa dos problemas do paciente. Enfim, o diagnóstico.

Médicos utilizam instrumentos e materiais necessários para atender seus pacientes. Geralmente, um estetoscópio, um aparelho de pressão (esfigmomanômetro), um martelo de reflexos, um receituário com o nome impresso, uma caneta. Mas o instrumento mais importante não está na pasta; está na cabeça. Um instrumento de uso mental que o médico utiliza para abordagem e detalhamento dos sintomas do paciente. E se é tão importante, tão conhecido pelos médicos, por que não é do conhecimento dos pacientes? Bem, não sei; talvez pouco divulgado entre os leigos, mas ele pode ajudar em sua próxima consulta, especialmente nestes tempos de atendimentos rápidos, *on-line* ou em situações de urgência médica. Lembro-me de um professor que dizia: *"É este instrumento que diferencia o bom médico do médico ruim. Precisam aprender a utilizá-lo. E treinar com ele sempre. Vocês têm que saber utilizá-lo bem. Vocês têm que ajudar o paciente a detalhar os sinais e sintomas que o trazem para a consulta numa ordem cronológica, numa linha do tempo"*. E continuava: *"Os pacientes trazem um conjunto de informações acerca do que sentem e que os preocupam, mas este conjunto de informações chega desorganizado, na maioria das vezes, com informações úteis e inúteis"*. Cabe ao médico organizá-las, aproveitando tudo o que for oportuno para gerar hipóteses diagnósticas e se chegar ao diagnóstico final corretamente. Essas são frases que nunca esqueci, uma das mensagens mais importantes da minha vida acadêmica, proferida a mim e outros cinco alunos de uma pequena sala do hospital universitário. Mas que instrumento é esse? O paciente pode se beneficiar ao conhecer esse instrumento também? Acredito, francamente, que ele possa ajudar todos que precisam se consultar com um profissional de saúde. E como funciona?

    O instrumento de uso mental que ajuda o médico e pode servir ao paciente consiste de um conjunto de perguntas que visam detalhar as queixas de um paciente. Coisas às quais, apesar do desconforto e sofrimento, não atentamos quando padecemos de algum mal e precisamos prestar atenção para ajudar o médico a nos ajudar. Otimize sua próxima consulta. Anote, sem confiar em sua boa memória, os itens a seguir a serem respondidos na avaliação de uma dor, por exemplo.

1. **Localização do sintoma** (Onde dói? Irradia para alguma outra parte do corpo?)
2. **Característica, tipo ou qualidade do sintoma** (A dor parece uma pontada, uma cólica, um aperto ou uma queimação?)
3. **A intensidade da dor** (Forte intensidade ou dor leve a moderada?)
4. **Alteração do funcionamento do órgão relacionado ou de outros órgãos** (Teve diarreia ou ficou dias sem evacuar? Náusea ou vômitos associados?)
5. **Início do sintoma** (é muito importante marcar quando o sintoma iniciou. Exemplo: há três dias ou no mês de maio ou há seis meses)
6. **Como o sintoma iniciou** (Aumento gradativo de intensidade ou já começou com forte intensidade?)
7. **Duração** (Quanto tempo dura o sintoma ao iniciar? Dois minutos? Duas horas?)
8. **Fatores que aliviam** (Alivia em determinada posição, quando para de andar, quando se alimenta ou elimina gases?)
9. **Fatores que agravam** (Piora quando tosse, quando sobe escadas ou quando se deita?)
10. **Sintomas associados** (Tem sudorese fria quando surge a dor? Náusea? Vômito?)
11. **Como está o sintoma no momento** (Ainda dói? Se ainda sente a dor, qual a duração do sintoma desde que iniciou?)

Parecem muitos itens, mas são experiências de sofrimento ou anormalidades vividas que esquecemos ou deixamos de prestar atenção. Essas informações ajudam o médico a levantar hipóteses para a causa do problema, já que ele (médico) possui a bagagem de conhecimentos de fisiopatologia das doenças e de outras áreas básicas da medicina, além da experiência de outros casos. O doutor William Osler dizia a seus alunos de Medicina: *"Escute seu paciente. Ele lhe revelará o diagnóstico"*. O médico escuta a queixa e a história dos sintomas do paciente e faz as perguntas anteriores para chegar às hipóteses diagnósticas. Se o paciente reflete sobre essas perguntas antes mesmo de entrar no consultório, pode ajudar bastante na elucidação dos problemas, chegando ao diagnóstico mais facilmente.

Muitos pacientes se queixam de que os novos médicos não lhes dão atenção, atendem rapidamente e solicitam muitos exames. Parte dessas queixas é devido à falta de uso desse instrumento de investigação de sintomas. Esse instrumento toma um bom tempo da consulta, mas é fundamental para um correto diagnóstico com menos exames complementares. Ele é ótimo para detalhar os sintomas. Isso não afasta a necessidade de mais tempo para se conhecer o paciente como pessoa, e não como um conjunto de sintomas e sinais que apontam para uma ou mais doenças. Conhecer, perceber o paciente é fundamental para o médico reduzir o risco de errar o diagnóstico.

8

RACIOCÍNIO DE MÉDICO: LIGANDO OS PONTOS

Intuição é apenas a soma de toda a sua experiência.
(Jo Nesbo, em O Morcego, tradução de Gustavo Mesquita)

A melhor descrição do que é "fazer um diagnóstico" eu li no livro do professor de medicina Clístenes Queiroz, de Salvador, na Bahia: "fazer um diagnóstico é uma tarefa árdua, humilde, responsável e generosa". As ciências exatas só admitem princípios, consequências e fatos rigorosamente demonstráveis. Assim, 2 + 2 = 4; e jamais será igual a 3,8 ou 4,33 ou 5 ou qualquer outro resultado diferente de 4. A Matemática, a Física, a Química, a Engenharia são exemplos de ciências exatas. Mas a Medicina não é uma ciência exata. O médico precisa trabalhar, raciocinar com probabilidades. A probabilidade de ser esta ou aquela doença aumenta ou diminui conforme a idade, o gênero, a raça, a história pessoal e familiar de doenças pregressas, de cirurgias realizadas, de local de nascimento, de local de moradia, de hábitos pessoais, de comportamento, de personalidade, da forma de aparecimento, de comportamento e cronologia dos sintomas, entre outros fatores, como até o "jeito" do paciente referir seus sintomas por meio de linguagem verbal e não verbal. Portanto, muitas variáveis predizem maior ou menor probabilidade de um diagnóstico desta ou daquela doença. Com base nos dados dessas informações e no exame físico bem feito, o médico levanta um certo número de "hipóteses diagnósticas". Como escreve o doutor Siddhartha Mukherjee em *The Laws of Medicine* ("As Leis da Medicina", em tradução livre) para leigos e médicos: "*Every diagnostic challenge in medicine can be imagined as a probability game*"[7].

---

[7] Em tradução livre: Cada desafio diagnóstico em medicina pode ser imaginado como um jogo de probabilidade.

Um teólogo protestante e matemático britânico do século 18, reverendo Thomas Bayes (1701-1761), fez um teorema que ajuda a explicar o raciocínio do médico diante de um paciente com sintomas e sinais de que algo não vai bem com sua saúde. O Teorema de Bayes diz que "a probabilidade de um evento estar presente aumenta quando as condições sabidamente relacionadas àquele evento estão presentes". Por exemplo, a idade avançada está associada ao aumento do risco de um evento cardíaco (um ataque cardíaco, por exemplo). Logo, se eu atendo alguém com dor no peito aos 72 anos de idade e outra com dor muito semelhante aos 25 anos, a probabilidade de o paciente de idade mais avançada ter uma doença do coração é muito maior que do paciente de 25 anos de idade. Se o paciente mais velho também tiver hipertensão, diabetes, colesterol alto e ainda for fumante (todas condições associadas a maior risco cardiovascular), a probabilidade aumenta ainda mais. Essa maior ou menor probabilidade determinará qual conduta deverei adotar com um paciente e com outro, que exames deverei solicitar ao paciente mais jovem e ao mais velho. Pois, no paciente com 72 anos de idade, com todos esses fatores de risco relatados, um exame de prova de esforço normal poderá ter grande probabilidade de ser falso-negativo, ou seja, enganoso no resultado bom; já no outro paciente mais jovem, a probabilidade de um resultado falso-positivo é grande, o que gerará a solicitação de outros exames mais invasivos sem necessidade. Logo, no primeiro seria perder tempo solicitando uma prova de esforço quando a probabilidade da presença de doença é de 95%, e um exame de imagem como cateterismo para resolver o problema dele em tempo hábil será melhor. Como bem resume o doutor Robert Wachter no livro *The Digital Doctor*, "*qualquer teste médico deve ser interpretado sob dois aspectos: o primeiro: qual a acurácia do teste, ou seja, com que frequência ele me dá respostas certas ou erradas? O segundo: qual a probabilidade do meu paciente ter a doença que este teste está procurando encontrar*". Sem considerar esses aspectos, o médico corre o risco de cometer erros.

    Os conhecimentos de psicologia trazidos por Stanovich e colaboradores acerca do funcionamento de nossa cognição diante da resolução de problemas no cotidiano foram corroborados e extraordinariamente bem explicados pelo Nobel de Economia Daniel Kahneman no brilhante e imperdível livro *Pensando rápido e devagar*. Esses conhecimentos se aplicam também à medicina, como ele mesmo menciona. Quando o médico está diante de um paciente com determinado problema, ele dispõe de dois sistemas cerebrais, que Kahneman chama de sistema 1 e sistema 2. O sistema 1 é intuitivo, tem resposta rápida, trabalha muito em nosso dia a dia. Resolve grande parte de nossas necessidades diariamente. O sistema 2 é mais lento — como escreve Kahneman, preguiçoso —, entra em ação quando o problema a ser resolvido exige maior trabalho cerebral, maior atenção e reflexão. E assim é nosso trabalho cerebral no cotidiano. Quando o médico examina um paciente com determinado problema que ele viu em outro ou outros pacientes, seu diagnóstico já está feito ou praticamente feito e rapidamente. Quando diante de um paciente com determinada doença que ele nunca teve oportunidade de examinar ou com manifestações atípicas (diferentes dos casos habituais), seu sistema 2, que estava em segundo plano, em repouso, entra em ação. Esse sistema 2 também pode ser requisitado quando o médico toma a precaução de não ser enganado pela resposta rápida sem muito trabalho do sistema 2.

Na cabeça do médico, há um conjunto de conhecimentos teóricos e práticos adquiridos e organizados mentalmente. A utilização metódica desses conhecimentos diante de um caso clínico denomina-se *raciocínio clínico*. O trabalho mental de investigação para se esclarecer um conjunto de sinais e sintomas de um paciente é semelhante ao raciocínio de um detetive para se chegar ao autor de um crime. Arthur Conan Doyle, escritor e médico em treinamento, inspirou-se em um médico professor, grande *diagnostician* ("diagnosticista"), da Universidade de Edimburgo, Joseph Bell, para construir o famoso personagem Sherlock Holmes em 60 famosas narrativas de investigação criminal, acompanhado de seu "caro Watson".

Todas as informações que o paciente fornece, além de todos os dados que o médico detecta em exame físico e exames complementares disponíveis, são utilizadas para ele elaborar a lista de hipóteses diagnósticas (a lista dos diagnósticos possíveis) para chegar ao diagnóstico final e ao melhor tratamento disponível. O médico não chega a um diagnóstico definitivo somente com um dado isolado como se fosse um jogo de adivinhação. É preciso obter o máximo de informações, o máximo de dados. É necessário ligar os pontos relevantes da história e do exame físico. É preciso também estabelecer uma cronologia, uma "linha do tempo" de aparecimento dos sintomas e sinais, e reunir todos os dados coletados de história, exame físico, e talvez alguns exames já disponíveis, para ele chegar a uma conclusão: o diagnóstico final.

O raciocínio clínico diante das queixas e do exame físico, e, possivelmente, de exames disponíveis de um paciente, pode ser dividido em dois tipos. O *raciocínio intuitivo (não analítico)* e o raciocínio analítico (reflexivo). Pode parecer complicado, mas não é. Fernandes e colaboradores explicam bem isso: o intuitivo se baseia na memória de scripts de doenças, ou seja, é baseado na experiência do médico de casos semelhantes já avaliados anteriormente. Quanto maior a experiência do médico, quanto mais pacientes ele tenha examinado, maior é o número de scripts de doenças em sua memória. Já o *raciocínio analítico* é baseado no conjunto de conhecimentos reunidos em estudos de epidemiologia, anatomia, fisiopatologia de doenças, história natural das doenças, sintomas e sinais conhecidos de doenças. Enfim, todo o conhecimento reunido por estudos prévios é reunido e associado à análise de queixas, sintomas, sinais e resultados de exames disponíveis do paciente que está sendo atendido. Na prática, o médico utiliza ambos os tipos de raciocínio. O raciocínio não analítico é mais aplicado aos casos mais simples ou quando o paciente apresenta sinais e sintomas clássicos da doença; já o raciocínio analítico é aplicado aos casos mais complexos e de apresentação clínica, que difere da apresentação clássica das doenças, exigindo uma reflexão mais elaborada e, portanto, mais tempo: o sistema 1 e o sistema 2 em funcionamento.

Após uma escuta interessada, uma observação minuciosa e exame físico adequado, o médico levanta um conjunto de possíveis diagnósticos (hipóteses diagnósticas) que possam ser a causa dos sinais e sintomas. Ele precisa, então, fazer o diagnóstico diferencial, afastando cada hipótese, conforme seus conhecimentos e sua experiência, e reforçando uma ou outra hipótese diagnóstica para as quais poderá precisar de exames complementares para confirmar o diagnóstico final.

Quando os sinais e sintomas não justificam um único diagnóstico, aquela hipótese diagnóstica que melhor justifica a maior parte deles é provavelmente a correta. Em geral, o Princípio da Economia ou Lei da Parcimônia Clínica, também chamada de Navalha de Occam (ou Ockham) em homenagem ao estudioso da Idade Média (contradizendo quem diz que Idade Média foi um período de trevas, quando sabemos que a humanidade gerou muito conhecimento nesse período), funciona melhor nos doentes previamente saudáveis que apresentam uma doença aguda ou subaguda, muito frequentes nos tempos em que o médico e professor Osler trouxe novamente esse princípio no início do século 20. Ele diz: *"a solução mais simples é a que provavelmente é a correta"*.

Nas últimas décadas, passamos a examinar um grande número de doentes crônicos com múltiplas comorbidades (múltiplas doenças simultâneas). Nesses pacientes, mais de um processo patológico pode estar ocorrendo para explicar todos os sinais e sintomas que eles apresentam. Então o Dito de Hickam (*Hickam's Dictum*) se contrapõe à Navalha de Occam desta forma: *"O paciente pode ter quantas doenças ele bem entender"*. Hoje o médico utiliza tanto a Navalha de Occam quanto o contra-argumento mais recente, o Dito de Hickam.

Dos erros e enganos

O médico está sujeito a erros e enganos. Os mecanismos de facilitação dos erros devem ser considerados por ele para preveni-los. Entre esses mecanismos cerebrais que facilitam falhas nos diagnósticos, está o que chamamos de "perseguindo zebras". Influenciados pela quantidade desproporcional de pacientes com doenças raras atendidos nos hospitais universitários, médicos de menor experiência têm uma ansiedade maior para diagnosticar uma doença rara. Mas são as doenças mais comuns naquela população que ele verá com grande frequência. Não que não seja possível, mas, como ressaltam os editores de *DeGowin's Diagnostic Examination* para médicos, *"doenças raras ocorrem raramente"*. Então se aplica o velho ditado: *"se você ouvir um trotar, pense em cavalos, e não em zebras"*. Se você estiver sentado à sala de uma casa no Brasil, próximo à janela, e ouvir um trotar de animais de grande porte, pense em cavalos, e não em zebras, porque sua casa não está na savana africana do outro lado do Atlântico. Outra forma de se enganar é achar que uma moça saudável com 20 anos de idade com dor no peito está infartando por causa de obstruções na circulação coronariana, ou seja, ter esse diagnóstico como primeira hipótese diagnóstica, sem considerar que a incidência de infarto em uma moça de 25 anos de idade é baixíssima.

Sobretudo, o especialista de qualquer área da medicina deve ter a cautela de prevenir erros de raciocínio para não incorrer naquela frase de Mark Twain: "para alguém com um martelo na mão, tudo lhe parece um prego", em tradução livre. Lá vai martelada! O especialista tende a pensar que o que o paciente apresenta tem a ver com o que ele estuda em sua especialidade. O médico está sujeito a cometer erros diagnósticos quando persegue sinais e sintomas e exames laboratoriais somente para confirmar, mais do que para refutar sua hipótese inicial; outro mecanismo que induz ao erro é ignorar características que falam contra, ou seja, não são favoráveis ao diagnóstico que ele pensava ser a causa dos sinais e sintomas do paciente. E, por último, quando ele encerra a investigação diagnóstica precocemente e deixa passar algum diagnóstico plausível ainda não descartado.

No livro *Como os médicos pensam*, o hematologista Jerome Groopman ressalta como é importante manter de qualquer forma uma atitude de alta suspeição no que tange a outros possíveis diagnósticos em mente. É importante sempre nos questionarmos quanto à possibilidade de outros possíveis diagnósticos mesmo quando tudo ou quase tudo aponta na direção de um único diagnóstico. É um exercício mental saudável questionar a nós mesmos. É aquele pensamento lateral que podemos desenvolver para diminuir aquela pequena possível chance de engano.

O filósofo e escritor inglês Francis Bacon (1561-1626) escreveu: "*O ser humano, quando adota uma opinião (seja porque é uma crença já aceita ou porque o agrada), procura tudo a sua volta para apoiar e concordar com a opinião adotada*". E, para melhor entendimento, ele prossegue: "Mesmo que um número maior de evidências contrárias seja encontrado, ele as ignora, desconsidera ou encontra detalhes sutis para rejeitá-las, preservando, assim, a autoridade de suas concepções". Essa é uma verdade atemporal na medicina, no amor, na política, na vida. Nós, seres humanos, estamos sempre sujeitos a erros. É necessário manter um filtro crítico sempre funcionando. Pennac escreveu em *Diário de um corpo*: "*Em termos de diagnóstico, acrescentou, é sempre necessário deixar um lugar para a dúvida, assim como no teatro existe sempre o do bombeiro*".

A. J. Cronin e o pensamento médico

A. J. Cronin (1886-1981) era um médico escocês que um dia conseguiu um trabalho como GP (*General Practitioner*)[8] em uma pequena cidade do País de Gales, produtora de minério de carvão, povoada por muitos

---
[8] Como são chamados os clínicos gerais na Grã-Bretanha.

mineradores e suas famílias pobres. Depois ele mudou-se para Londres. Ficou doente, retornou à Escócia para tratar de sua saúde durante três meses, parou de exercer a medicina, escreveu e fez grande sucesso com livros chamados comerciais (*best-sellers*), que são obras que têm valor como entretenimento e aprendizado para os leitores comuns apesar das críticas das Academias e de intelectuais.

Algumas de suas obras foram adaptadas para o cinema e séries de TV. Seu maior sucesso foi o romance *The citadel*, de 1937 (publicado no Brasil com o título *A cidadela*, pela Editora Record, com tradução de Genolino Amado). Essa obra foi baseada em suas próprias observações e na experiência como médico inspetor de minas de carvão no País de Gales. Dessarte uma leitura deliciosa na velocidade dos livros — não do cinema —, acredito que seja importante para estudantes de medicina e pacientes de todos os tempos. O romance conta a história de um jovem médico que vai trabalhar como GP em uma pequena cidade mineradora do País de Gales em 1919. Os mineradores tinham descontados dos salários uma quantia para pagamento dos médicos que prestavam assistência aos mineradores e familiares.

Esse romance mostra as dificuldades da assistência à saúde em localidades carentes de recursos e aponta as desigualdades sociais na assistência à população, além da exploração na contratação de médicos àquela época no Reino Unido. Acredita-se que *A cidadela* tenha inspirado a criação do NHS (*National Health Service*, o Serviço Nacional de Saúde do Reino Unido). Vimos o slogan "*Protect the NHS*" ("Proteja o NHS") nas reportagens transmitidas de Londres sobre a pandemia de covid-19 no intuito de pedir a compreensão e aderência às medidas de proteção coletiva da população. Até o primeiro-ministro Boris Johnson foi internado para tratamento de covid-19 em um hospital do NHS e recebeu alta agradecidíssimo ao sistema público de saúde da Grã-Bretanha por ter lhe salvado a vida. No Brasil, criou-se o SUS em 1988, possivelmente inspirado no modelo do NHS.

O NHS do Reino Unido, apesar de não ser perfeito, é motivo de orgulho nacional e, assim como a educação e segurança, não foi privatizado na onda de medidas econômicas e privatizações da primeira-ministra Margareth Thatcher, que retiraram o Reino Unido de grave crise econômica e o transformaram em uma potência econômica novamente, tendo saúde, educação e segurança de qualidade sob a responsabilidade do Estado sem impedir a atividade privada para os que desejam um atendimento particular.

Mas por que falei de Cronin? O raciocínio é médico, mas seu pensamento humano vai além. Os bons médicos raciocinam assim como o personagem Andrew Manson, de *A Cidadela*, no início de carreira: ele queria ser reconhecido "por seus métodos cuidadosos, pela segurança e penetração dos diagnósticos" e pretendia que "jamais se tornasse descuidado ou mercenário ou que chegasse a conclusões apressadas". Bonito isso, não? É assim que todos os médicos e demais profissionais de saúde devem pensar e agir. Honestidade, humildade, curiosidade, cautela e disciplina são atributos necessários a todos os profissionais de saúde.

Certa vez, disse Winston Churchill: "*O único guia de um homem é sua consciência, o único escudo de sua lembrança é a retidão e sinceridade de suas ações. É muito imprudente caminhar pela vida sem esse escudo porque somos a todo instante desiludidos pelo fracasso de nossas esperanças e o obstáculo às nossas previsões; com esse escudo, porém, o que quer que as fadas tramem, marchamos sempre nas fileiras das honras*".

Portador de conhecimentos específicos e de vasta experiência prática, desde estudante até fim de carreira, o(a) médico(a) não pode cometer o erro de deixar o excesso de confiança, a vaidade ou o orgulho dominar sua mente. Ele(ela) não pode se tornar imprudente na prática clínica diária. Uma boa dose de humildade e retidão fazem bem ao(à) médico(a) e, sobretudo, ao paciente e a seus familiares.

9

OS NARRADORES

PARTE 1:
O QUE CHURCHILL TEM A VER COM ITALO CALVINO E AMBOS COM A MEDICINA?

Um médico e um estudante de medicina em seu primeiro dia de estágio na UTI

— Alguém disse a você que quando entrasse para a faculdade de Medicina você se tornaria um narrador? — perguntou o médico.

— Não — respondeu o acadêmico, com semblante de surpresa ao tipo de pergunta.

— Todos nós somos narradores: nós, os pacientes e seus familiares.

Quando você passa a praticar a medicina, você precisa aprender a ouvir narrativas, e narrar adequadamente, com base em conhecimentos adquiridos na faculdade. Você será um narrador profissional, seja oralmente ou escrevendo-as para você e outros colegas que cuidarão dos mesmos pacientes, seja em rounds, em passagens de plantão ou quando você solicitar um parecer de outro especialista. As narrativas fazem parte do dia a dia do médico e de profissionais de saúde em geral: é a medicina narrativa. Portanto, você precisa treinar fazendo narrativas oralmente e por meio da escrita. Fará parte de sua vida, e você precisa aperfeiçoar a técnica narrativa à luz do conhecimento médico. Aprenderá a descartar o que for irrelevante na história relatada pelo paciente, e aproveitará o que for pertinente para resolver os problemas que ele apresenta.

O semblante de surpresa de um estudante muda quando ele começa a compreender a importância da narrativa no cotidiano da vida de um profissional médico.

Bem, as boas narrativas começam com a construção do personagem. A literatura ajuda nessa compreensão. Em *Dom Casmurro*, Machado de Assis escreveu no início do livro que Capitolina, a Capitu, tinha o "*olhar oblíquo e dissimulado*". Qual era a intenção dele ao escrever isso na caracterização da personagem, esposa do ciumento e cismado Bentinho, apelidado Dom Casmurro? Por que construiu um personagem ciumento e o colocou-o com alguém de olhar "oblíquo e dissimulado" no início do romance? Simplesmente para que o desenrolar da narrativa do romance deixasse em nós, leitores, a eterna dúvida de se ela traiu ou não Bentinho com o melhor amigo dele. E ficamos nós eternamente debatendo o assunto. Ah, esse senhor, gênio da literatura brasileira!

E o que fazemos na medicina? Nós também começamos nossas narrativas caracterizando nossos personagens. Em nosso caso, caracterizamos nosso paciente a nosso modo. Quando escrevemos idade, sexo, raça, lugar onde nasceu, onde viveu, estado civil, nós o estamos caracterizando, porque uma dor no peito de uma jovem atleta de 25 anos chama atenção para algumas hipóteses diagnósticas (que até, mesmo raramente, podem ser graves também!), enquanto em um homem de 55 anos de idade, fumante, sedentário e hipertenso chama atenção para outras hipóteses, como angina de peito ou infarto agudo do miocárdio por doença das coronárias. Sintomas do coração em alguém que tenha nascido, vivido ou visitado um município em que há uma história da presença do barbeiro transmissor da Doença de Chagas nos obriga a levantar a hipótese dessa doença. Daí a necessidade de se começar caracterizando o personagem; no caso da medicina, o paciente à nossa frente traz uma narrativa e seus dados pessoais.

No empolgante livro sobre Churchill e a Segunda Guerra Mundial, *The splendid and the Vile* (*O esplêndido e o vil*, na tradução de Rogério W. Galindo e Rosiane Correia de Freitas para a Editora Intrínseca), Erik Larson, baseado em documentos e fatos verídicos, relembra um assunto que importunava

Churchill em seu gabinete de guerra: a extensão e o estilo dos relatórios que recebia todos os dias com frases longas, desnecessárias e empoladas. Ele pedia *brevidade* nos relatórios, porque ele tinha que ler uma grande quantidade de papéis todos os dias; "[esses relatórios] quase todos longos demais. Isso lhe desperdiçava tempo e energia que deveria ser gasta procurando pelos pontos principais". Era difícil contestar sua alegação tão convincente em tempos de guerra, "[...] a disciplina de estabelecer os objetivos reais concisamente se mostrou um auxílio para o pensamento claro"— dizia. Isso ocorre também nos prontuários médicos que, quando não resumidos demais, apresentam frases longas desnecessárias e informações irrelevantes. Então, o médico da rotina e o médico que retorna após alguns dias para assumir novamente o plantão precisam ler longos textos de prontuários acerca da evolução dos pacientes no setor de internação, consumindo tempo e energia que poderia ser gasta, à beira do leito, com o paciente. É questão de treino e prática, embora seja difícil atingir a perfeição. Bem, Churchill não recebeu o prêmio Nobel de Literatura em 1953 à toa. Ele não nasceu pronto para isso. Deve ter treinado bastante estilo e brevidade. Sabemos que treinou.

O escritor Italo Calvino foi convidado a fazer as *Charles Eliot Norton Poetry Lectures* na conceituada Universidade de Harvard para o período letivo de 1985-1986. O conjunto dos manuscritos dessas conferências deixado sobre sua escrivaninha não chegou a ser proferido por causa de sua morte em 1985, mas resultou no livro *Seis propostas para o próximo milênio* [*Lezioni americane — Sei proposte per il prossimo millennio*, 1988], publicado no Brasil pela Companhia das Letras, em 1990, traduzido para o português pelo escritor, poeta e tradutor Ivo Barroso.

Embora o livro tenha sido direcionado à literatura como arte, suas lições se aplicam à narrativa médica também. (Destarte a medicina seja arte e ciência na plenitude de sua definição e prática bem desenvolvida). Suas propostas para narrativas bem desenvolvidas compreendiam:

1. Leveza;
2. Rapidez;
3. Exatidão;
4. Visibilidade;
5. Multiplicidade;

6. Consistência.

Essas seis propostas compreendem tudo que um estudante de Medicina ou profissional de saúde precisa aplicar em sua narrativa ao escrever ou relatar a história e o exame físico de um paciente no prontuário, na passagem de plantão, nos rounds ou nas sessões clínicas dos hospitais. Não cabe aqui uma descrição detalhada de cada um desses itens, pois seu detalhamento pode ser encontrado no livro de Calvino, disponível nas livrarias. Infelizmente, Calvino deixou para escrever a sexta conferência após a viagem aos Estados Unidos, mas ele faleceu antes. De qualquer forma, mesmo baseada em conhecimentos de anatomia, fisiologia, patologia, fisiopatologia, farmacologia clínica, epidemiologia, história natural das doenças, enfim, de todo o conhecimento básico, a narrativa médica precisa de consistência. Uma consistência que o profissional destila da narrativa feita pelo paciente acerca de sintomas e sinais apresentados em seu corpo.

Os pacientes que leem estas linhas não têm a obrigação de fazer suas narrativas tão bem por falta dos conhecimentos básicos aprendidos na faculdade pelos estudantes, mas os médicos, sim. Alguns são mais objetivos, outros menos: é normal. Mas podem aprender e aperfeiçoar a linearidade de suas narrativas. O célebre escritor e bibliófilo argentino Jorge Luis Borges escreveu que as melhores obras literárias, as melhores histórias (narrativas), eram aquelas que tinham a linearidade do tempo, e não aquelas que iam e voltavam no passado e ao presente para contar toda a história sem obedecer à linha do tempo.

A cronologia dos acontecimentos ajuda o médico a entender a evolução dos sintomas e chegar ao diagnóstico. Antes de ir a uma consulta, o paciente pode ajudar o médico e, portanto, a si próprio, colocando mentalmente ou escrevendo o início com datas exatas ou aproximadas de seus sintomas e de como surgiram e evoluíram esses sintomas na linha do tempo até o dia da consulta. Essa atitude pode otimizar o tempo para que o médico possa entender melhor seus desconfortos e mais rapidamente chegar ao diagnóstico final da doença.

10.

OS NARRADORES

PARTE 2:
ESTRUTURANDO A NARRATIVA

A professora de clínica médica e diretora do Programa em Medicina Narrativa da Faculdade de Medicina e Cirurgia da Universidade de Columbia, em Nova York, Rita Charon, é uma estudiosa da medicina narrativa: "a medicina praticada com competência narrativa para reconhecer, absorver, interpretar e ser sensibilizado por 'estórias' de doenças" a partir das narrativas de pacientes que apresentam sinais e sintomas que apontam para uma ou mais doenças. Ela ressalta a necessidade de que as narrativas sejam situadas no tempo, no espaço, no contexto de vida do paciente, levando-se em conta aspectos psicológicos, sociais, familiares, culturais e espirituais. A competência narrativa deve englobar a escuta atenciosa e empática do relato do paciente e envolve o que é observado em palavras, entonação, expressões faciais, olhar, postura corporal, instabilidade emocional, humor, inflexões da respiração, comportamento, gestos e silêncios durante todo o exame clínico. É uma leitura atenciosa do paciente à sua frente. Ela ressalta que "a competência narrativa compreende um esvaziamento do nosso 'eu' (self) e uma entrega absoluta de um canal de recepção ao outro para absorver e interpretar seu relato, de forma que possamos contribuir para o restabelecimento de seu bem-estar e saúde do paciente". É como fazemos quando entregamos nossa atenção à leitura de um romance, um poema, um conto, uma crônica, um drama, uma peça de teatro, uma obra de arte plástica ou quando assistimos a uma série de TV ou uma novela. Um exercício que o estudante e o profissional de saúde podem praticar para aprimorar sua competência narrativa. Infelizmente, a "medicina apressada" e tecnológica, a medicina da digitação rápida no teclado dos notebooks sobre as mesas de consultórios, tem furtado esta experiência única do encontro entre médico e paciente em nome da produtividade e pressão do tempo. O resgate deveria começar pelas universidades.

Os professores de medicina Colin Robertson e Gareth Clegg, da Universidade de Edimburgo, editaram um livro interessantíssimo com o título *Storytelling in Medicine* ("O *Storytelling* na Medicina", em tradução livre), com a colaboração de outros professores do Reino Unido. Infelizmente, esse é mais um livro relevante para estudantes e médicos não traduzido para o português no Brasil. No capítulo "*Stories in consultation*" ("Estórias nas consultas", em tradução livre), do professor Graham Easton, ele utiliza a pirâmide de Freytag da estrutura dos dramas para explicar a estrutura narrativa da evolução dos fatos que ocorrem a um paciente. Ele ensina seus alunos a fazer narrativas médicas com aplicação dos estudos do dramaturgo alemão.

Gustav Freytag foi um dramaturgo e romancista do século 19. Ele publicou, em 1863, *Die Technik des Dramas* (traduzido para o inglês como *Freytag's Technique of the Drama*, "A Técnica do Drama de Freytag"). Ele criou uma pirâmide ou triângulo para explicar a estrutura das tragédias gregas e de Shakespeare. Embora a estrutura dos dramas atuais apresente marcadas diferenças da Pirâmide de Freytag, ela se configura adequada para o estudo da evolução de diversas doenças.

Freytag analisou a estrutura narrativa de obras de William Shakespeare. Vejamos a famosa tragédia *Romeu e Julieta*. No início do drama, no que chamamos de "exposição", os personagens são apresentados. Romeu Montéquio conhece Julieta Capuleto. As duas famílias são inimigas em Verona, mas os dois jovens se apaixonam. Estão expostos assim os personagens e o problema. Em seguida, começam as estratégias para os dois se casarem em segredo com ajuda de frei Lourenço (ação ascendente). Teobaldo (sobrinho da senhora Capuleto) e Mercúcio (amigo de Romeu) lutam. Romeu tenta conter a luta sem sucesso. Mercúcio morre. Teobaldo avança contra Romeu. Romeu mata Teobaldo e foge. O frei elabora um plano em que Julieta parece estar morta. No clímax, Romeu se desespera porque acredita que Julieta está realmente morta. Ele acaba por matar Páris — outro apaixonado por Julieta — em luta. Romeu, desesperado, acreditando Julieta estar realmente morta, suicida-se. Julieta, ao vê-lo morto, suicida-se em seguida (clímax). A tristeza assola emocionalmente as famílias Capuleto e Montéquio (ação descendente). As famílias inimigas terminam a desavença e prometem erguer monumentos ao casal morto (desfecho).

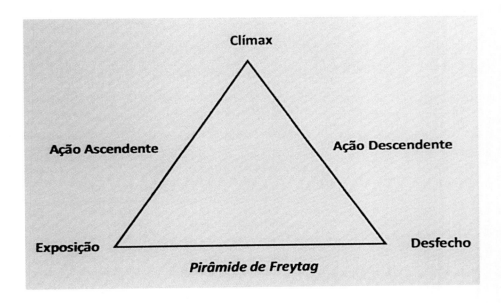

A maioria dos pacientes e dos estudantes de Medicina em fase inicial costuma iniciar seus relatos a partir do clímax ou do pior momento dos sintomas. É importante que comecemos do início, como nas narrativas lineares de um drama. Primeiramente, começamos pelo conhecimento dos personagens (na medicina, o paciente). É fundamental caracterizar o paciente: idade, gênero, onde nasceu, onde morou e onde mora, profissões exercidas, raça. Em seguida, traçar uma linha do tempo, dando tempo ao paciente e levando-o a iniciar a narrativa dos acontecimentos desde o início. Lembro-me desta frase: *"Por uma questão de princípio, é importante começar pelo início"*. Essa metodologia ajuda o médico a entender o que se passou e o que se passa com o paciente para chegar ao diagnóstico de seu problema de saúde.

Agora vamos de "Romeu e Julieta" para os acontecimentos relacionados a um problema de saúde comum. Um paciente com certas características é exposto assim: idade, sexo, raça, naturalidade, profissão, local de residência atual e as anteriores. Sintomas de falta de ar e cansaço ao empreender esforços moderados começam em abril de 2018. Esses sintomas evoluem para cansaço ao empreender pequenos esforços e até em repouso em dezembro do mesmo ano, sem procurar assistência médica no posto de saúde (ação ascendente, veja a pirâmide de Freytag). Seu clímax acontece quando chega ao setor de emergência de um hospital em franco edema agudo de pulmão: uma falta de ar extrema, insuportável. É medicado, intubado e transferido para uma unidade cardiointensiva (UCI) sob sedação, recebendo drogas vasodilatadoras, diuréticos e outras para melhorar sua circulação e perfusão nos diversos órgãos e extremidades. Ele começa a melhorar, como parte da "ação descendente" da pirâmide de Freytag (veja a figura da pirâmide), as drogas de infusão venosa são suspensas, a sedação é suspensa, o respirador (ventilador mecânico) é desligado, e o paciente é extubado (o tubo orotraqueal é retirado pela equipe de saúde local). Bem, qual o desfecho dessa estória? Felizmente, diferente das catástrofes das tragédias gregas e shakespeareanas, nesse caso, o desfecho é de um paciente que apresenta melhora e segue investigação para a causa de seus sintomas e sinais de insuficiência cardíaca que se iniciaram em abril de 2018, agravaram em dezembro e culminaram com uma internação por causa de edema pulmonar agudo em março de 2019. O tratamento específico para a causa de seu problema poderá ser instituído finalmente. Assim também acontece com um paciente que apresenta uma angina de peito que piora progressivamente, ou com náusea e vômitos frequentes que se tornam incoercíveis, ou com uma tosse crônica que se agrava, ou com um intestino que muda seu comportamento para prisão de ventre ou diarreia, ou com uma lesão de pele que não para de crescer.

11.
COMO A LITERATURA PODE APRIMORAR A PRÁTICA MÉDICA

Em um daqueles elegantes editoriais da *Canadian Family Physician*, os doutores Ian A. Cameron e Nicholas Pimlott perguntam: "o que é a arte da medicina?" Eles defendem que a prática da medicina é o que Aristóteles chamava de *"Phronesis"* — o raciocínio prático e a sabedoria são fundamentados em parte na ciência, mas principalmente em experiência e discernimento. Eu acrescentaria que parte dessa arte está no relacionamento empático, sincero, atencioso e honesto com o paciente, fundamentado nas melhores evidências disponíveis no momento de escolher a melhor abordagem das doenças e das alterações funcionais do paciente: uma medicina centrada no paciente, não na doença.

Muitos médicos do passado e do presente escreveram contos, casos, romances e poesia. A imaginação ajuda no trabalho de todos os profissionais da saúde, contribuindo para a organização de hipóteses diagnósticas e resolvendo problemas do dia a dia dos pacientes e de seu local de trabalho. A literatura em prosa ou em poesia ajuda a ordenar a imaginação e desenvolver o bom pensamento.

Medicina e literatura sempre foram enamoradas. A literatura pode resgatar personagens esquecidos da história da medicina como o doutor Alexandre Yersin (1863-1943), que isolou o bacilo do cólera no livro *Peste e Cólera*, de Patrick Deville, ou o doutor Samuel Pozzi (1846-1918), ginecologista célebre da *Belle Époque* parisiense, resgatado por Julian Barnes em *O Homem do Casaco Vermelho*. Ela pode nos dar mostras do comportamento humano em diferentes épocas e lugares durante as pestes, como em o *Diário do Ano da Peste*, de Defoe, no *Decamerão*, de Bocácio, e em *Os Noivos*, de Alessandro Manzoni (1785-1873). Mesmo em sentido figurado para se referir aos nazistas como ratos invasores por Albert Camus em *A Peste*. O próprio Dickens em *Um Conto de Duas*

Cidades dá um pouco da história da medicina quando se refere ao furto e à negociação de cadáveres retirados de túmulos em cemitérios por cocheiros pobres para servirem de estudos anatômicos de estudantes de medicina no século 18/19. Ou, ainda, a doença mental em *A Morte de Ivan Ilitch*, de Tolstoi, e em *O Doente Imaginário*, com a comicidade de Molière. Em outros momentos, a experiência vivida na prática da medicina serviu de inspiração para criar personagens como o detetive escocês Sherlock Holmes e seu caro assistente Watson (capítulo 6), por Doyle, sendo Holmes inspirado em um médico experiente e Watson em um médico em treinamento, ou Andrew Manson (capítulo 6) e seus colegas médicos, por Cronin.

Você jamais verá um esqueleto somente como um monte de ossos organizados sem se recordar de que é no interior da medula dos grandes ossos (osso da bacia e ossos longos) que são produzidas nossas células do sangue após ler o *Diário de um Corpo* de Pennac. Após a leitura de *Slow Medicine* ("Medicina sem pressa", em tradução livre), da médica e escritora Victoria Sweet, jamais se esquecerá da importância do fígado na produção de proteínas que são lançadas na circulação para fazer com que o líquido do corpo que está fora dos pequenos vasos sanguíneos (chamados capilares) retorne aos vasos sanguíneos de maneira equilibrada para não gerar a "barriga d'água" e inchação em outras partes do corpo (edema).

Médicos e profissionais de saúde podem adquirir uma visão mais ampla e profunda de seus pacientes e de seu cotidiano por meio de conhecimentos de arte e cultura. Uma convicção que tenho é que se aprende "muita medicina" — sobretudo no que ela tem de mais humano — por meio da literatura. A literatura é uma ferramenta de aprimoramento da atividade médica e, com certeza, de outras atividades nas áreas da saúde. É uma oportunidade de aprimoramento profissional e valorização do humanismo: uma oportunidade de aumentar o conhecimento da alta complexidade do ser humano nos momentos de lazer. É, ainda, uma oportunidade para perceber que nossa profissão é bem observada e apreendida por escritores leigos em diferentes séculos e em diferentes idiomas.

É possível não somente aprender, mas também ensinar medicina, assim como dar explicações a um paciente, utilizando a literatura. Pode haver uma correlação direta com algum assunto médico apresentado pelo autor ou existe alguma possível associação. De fato, eu apresentarei a você um pouco de como os médicos leem os clássicos. Como? Apresentarei alguns textos de autores clássicos, em prosa e verso, que corroboram essa minha convicção. Nesses autores, há muito mais sobre medicina, vida, saúde e humanismo; entretanto, citar todos os trechos de cada obra, ou citar ainda mais autores extraordinários de todos os tempos — incluindo nossos autores contemporâneos —, tornaria este capítulo um outro livro com o título *Como os médicos leem os clássicos*.

Mil Histórias e As Mil e Uma Noites

Da Índia ao mundo árabe, do mundo árabe à França, da França ao Mundo Ocidental como um marco para a literatura universal. Hoje é difícil saber quem é o autor dos contos de *As Mil e Uma Noites* e quando eles foram compostos. Apesar de ser conhecida como originária do mundo árabe, acredita-se que muitos contos tiveram origem na Índia. Chegaram à Pérsia onde foram acrescidos de contos do mundo árabe e reunidos pelo poeta persa Rasti na obra intitulada *Hezar Afsaneh* (*Mil Histórias*) na segunda metade do século 10. Posteriormente, o orientalista francês Antoine Galland (1642-1715), após conhecer a obra durante viagem a Constantinopla, reuniu os contos, evitando aqueles em que havia inadequação para com a moral e tradição do mundo ocidental cristão, por causa de pornografia e críticas. Então ele escolheu os melhores enredos e os publicou com o título de *As Mil e Uma Noites* e fez um enorme sucesso. Entre esses contos, tem a história do rei grego e o médico Dubã. "Este rei estava coberto de lepra, e os seus médicos, após terem empregado inutilmente todos os remédios para curá-lo, já não sabiam o que lhe prescrever, quando chegou à Corte um médico muito competente, chamado Dubã". Segundo esse conto, Dubã aprendera sua ciência em livros gregos, persas, turcos, árabes, latinos, sírios e hebraicos". Imagine, portanto, que esses reinados concentravam o grande conhecimento da medicina da época. E prosseguem as características do médico Dubã: "[...] e além de mestre na filosofia, conhecia perfeitamente as boas e más qualidades de todas as espécies de plantas e drogas". O pobre médico Dubã acabou por gerar inveja e ser perseguido por inimigos na Corte.

Homero (750-898 a.C.)

A leitura dos poemas épicos da Antiguidade Clássica, *Ilíada* e *Odisseia*, de Homero, permite identificar parte do conhecimento médico da época — uma época antes ainda de Hipócrates (460-377 a.C.), o médico mais célebre da Antiguidade, iniciador da observação clínica, e que nos legou o célebre "Juramento Hipocrático". Na *Ilíada* — que trata da guerra dos gregos contra Troia — há muitas referências ao tratamento cirúrgico e a curativos de ferimentos de guerra, contemplando ainda conhecimentos de anatomia e de fisiologia da época. No decorrer de toda a obra, há referência apenas a dois médicos: Macáone (Machaon, em francês) e Podalírio (Podalire), filhos do deus grego Asclépio (Esculápio é seu nome latinizado pela mitologia romana), considerado deus da medicina e da cura[9].

> "Pois dos dois médicos hábeis que temos nas naves, Macáone
> e Podalírio, um se encontra, assim penso, na tenda, ferido,
> necessitando também de um bom médico, enquanto o segundo
> se acha no campo de luta a sustar o furor dos Troianos".[10]

Na ausência de médicos, os heróis de Homero cuidam dos ferimentos uns dos outros, demonstrando algum conhecimento médico-cirúrgico, como na descrição de Pátroclo a cuidar do ferimento de Eurípilo:

> "...fê-lo deitar-se e, com a espada, tirou-lhe da coxa
> o dardo agudo e pungente. Depois, limpa o sangue anegrado
> com água morna, depondo na chaga raiz amargosa
> que machucara nas mãos, bom calmante, que todas as dores
> logo tirou. Para o sangue, secando, de pronto, a ferida".[11]

Na *Ilíada*, há menções à ação de outros médicos anônimos como nestes versos:

---

[9] Utilizei a tradução de *Ilíada/Odisseia* de Carlos Alberto Nunes para a Editora Nova Fronteira. Rio de Janeiro, 2015. 25. ed.
[10] *Ilíada*, Canto XI, versos 833-36.
[11] *Ilíada*, Canto XI, versos 833-37.

> "...jaz Odisseu vulnerado por lança, assim como Agamémnone,
> Na coxa Eurípilo foi por um dardo, também, vulnerado.
> Conhecedores do simples, os médicos tentam curá-los,
> a lhes pensar as feridas...".[12]

Embora não muito frequentes, há referências aos cuidados de condições clínicas, como nestes versos da *Odisseia*:

> "Outro feliz parecer teve Helena, de Zeus oriunda:
> Deita uma droga no vaso do vinho de que se serviam,
> Que tira a cólera e a dor, assim como a lembrança dos males...".[13]

Ou neste:

> "Tão eficazes remédios, a filha de Zeus possuía...".[14]

Ou neste, em que engrandece e destaca a influência egípcia na medicina da Antiguidade grega:

> "Da terra egípcia, onde o solo frutífero gera abundantes
> Drogas, algumas benéficas, outras fatais nos efeitos.
> Todos os homens são médicos lá, distinguindo-se muito,
> Pelo saber, dos demais, pois descendem da raça de Péone[15]"[16].

Lucrécio (94-50 ou 51 a.C.)

Apesar da pouca informação e controvérsias sobre a vida do poeta latino Tito Lucrécio no século I a.C., sob influência dos textos do filósofo grego Epicuro (341-270 a.C.), ele escreveu na Roma de sua época e nos legou o poema *"De rerum natura"* ("Da Natureza das Coisas"), redescoberto somente em 1418 em um mosteiro pelo humanista do Renascimento Poggio Bracciolini (1380-1459). Lucrécio não era médico, mas no poema identificamos conhecimentos de oftalmologia, como nos versos a seguir:

---

[12] *Ilíada*, Canto XVI, versos 26-29.
[13] *Odisseia*, Canto IV, versos 219-21.
[14] *Odisseia*, Canto IV, verso 227.
[15] Péon, médico dos deuses.
[16] *Odisseia*, Canto IV, versos 229-32.

"...tal como quando um olho é lacerado na sua periferia,
desde que a pupila permaneça incólume, mantém-se viva a capacidade de ver,
desde que não destruas completamente o globo ocular,
e não cortes tudo à volta da pupila, deixando-a isolada,
pois isto implicaria também a destruição do órgão...".

Em outros versos, há referência à evolução da mente e do corpo:

"...a mente é gerada juntamente com o corpo
Cresce juntamente com ele e com ele juntamente envelhece...".[17]

Lucrécio discorre também sobre o envelhecimento do corpo, o comprometimento cognitivo e demência em sua época:

"...Mais tarde quando o corpo já foi sacudido pelo embate
das fortes forças da idade e os membros decaíram, exauridas as suas forças,
a inteligência claudica, a língua não diz coisa com coisa,
a mente soçobra e tudo enfraquece e falha ao mesmo tempo".[18]

Nos versos a seguir, ele demonstra grande capacidade de observação e síntese de alguém que sofre uma crise de epilepsia:

"...muitas vezes sucede que alguém cai
diante dos nossos olhos, acometido de doença súbita,
como se fosse atingido por um raio, e espuma pela boca,
geme, treme-lhe o corpo, delira, contrai fortemente os músculos,
contorce-se, respira de forma intensa e regular...".[19]

Dante Alighieri (1265-1321)

Dante era leigo em medicina, mas surpreende com conhecimentos médicos, que podemos depreender de seus poemas e da *Divina Comé-*

---

[17] *Da Natureza das Coisas*, versos 445-46.
[18] *Da Natureza das Coisas*, versos 451-54.
[19] *Da Natureza das Coisas*, versos 486-90.

dia, escrita entre 1304 e 1321, ou seja, há mais de 700 anos! Ele jamais se formou médico, tampouco exerceu a medicina. Contudo, ele afiliou-se à guilda de médicos e farmacêuticos florentinos, uma espécie de associação desses profissionais na Florença medieval. Esses profissionais tinham conhecimentos de anatomia e fisiologia dessa época. Acredita-se que ele tenha adquirido conhecimentos a partir de estudos acadêmicos assistindo a aulas nas universidades de Bolonha e Sorbonne, em Paris (mas não há comprovação quanto a esse fato), com profissionais cujos conhecimentos eram baseados nos ensinos universitários fundamentados nos ensinos de Aristóteles (384-322 a.C.) e Galeno (129-199 ou 217 d.C.).

Na *Divina Comédia*, Dante faz uma viagem imaginária pelo inferno, purgatório e paraíso guiado por Beatriz. No canto V, ele sofre uma síncope (desmaio) em meio à visão pavorosa, ao calor e à possível desidratação no calor do inferno. Ele sofre outras síncopes durante a viagem imaginária.

No canto XXVIII, ele expõe seus conhecimentos anatômicos na Idade Média: *"Qual tonel desfeito em arcos, lá no fundo mostrava-se um pecador. O corpo todo aberto se lhe via, do queixo ao reto; exibidos os pulmões e o feio saco onde o alimento se torna excremento"*.

No canto XXX, ele descreve as características de ascite (barriga d'água) em mestre Adão, que descera ao inferno após ter sido queimado em praça pública na vida real por falsificação da moeda florentina. A distensão de alças intestinais e a fraqueza muscular são frequentes em portadores de ascite e o médico identifica essa distensão pela percussão do abdome: *"a barriga de Adão soou tal qual tambor percutido"*. Após Adão confessar que *"não podia mover agilmente o corpo"* e bravatear, sugerindo ao oponente no inferno que *"tinha o braço veloz para lhe rechaçar"* a ofensa, Sinon, o grego, traidor de Troia, replicou: *"Foste mais do que lento e sem vontade quando ao cadafalso te conduziram por causa do dinheiro falsificado"*, referindo-se à fraqueza muscular de mestre Adão, portador de volumosa ascite. Logo, Dante descreve características de um portador de hipertensão portal por provável cirrose do fígado: ascite, distensão de alças intestinais e fraqueza muscular.

Camões (1524-1580)

Alguns autores do passado estudaram o conhecimento da medicina de Camões em seus poemas. Em uma de suas redondilhas, Júlio Afrânio Peixoto chama atenção para os conhecimentos médicos de Camões sobre a icterícia, aquele amarelão da pele decorrente do excesso de bile no sangue que aparece em pessoas com hepatite, cirrose hepática e outras causas:

> *"Quem da doença real*
> *De longe enfermo se sente*
> *Por segredo natural*
> *Fica são vendo somente*
> *Um volátil animal".*

A icterícia era chamada de "doença real" porque "o doente era colocado em câmara bem disposta, era distraído por boa companhia, dada aos jogos, à alegria, aos prazeres, que dispõem o espírito às ideias risonhas" (o paciente era tratado como um rei!). Essas recomendações eram dos tempos de Celso de Éfeso. Acreditava-se que a pessoa com icterícia poderia ser curada colocando-a de frente para um pássaro amarelo ou amarelo-esverdeado, uma ave *Icteria* ou *Galgalus* (em Portugal é conhecido como papa-figo ou verdelhão). O pássaro morria e o paciente ficava curado, conforme aludido por Plinio, segundo Afrânio Peixoto. Daí depreende-se como era lenta a evolução da medicina daqueles tempos, já que Celso viveu entre 25 a.C. e 50 d.C., enquanto Camões escreve no século 16.

Em *A Medicina de Os Lusíadas*, Pedro Nava, médico, escritor e memorialista, defensor do humanismo na medicina com "acuidade no sentir e agilidade no pensar", lembra-nos do flagelo que era o escorbuto, uma doença causada pela deficiência de vitamina C, nas viagens náuticas de descobrimentos de caminhos marítimos para as Índias de Vasco da Gama. Camões descrevia sinais e sintomas sem saber a causa:

> *"...Quem haverá que, sem o ver, o creia?*
> *Que tão disformemente ali lhe incharam*
> *As gengivas na boca, que crescia*
> *A carne e juntamente apodrecia?*
> *Apodrecia co'um fétido e bruto cheiro*
> *Cheiro que o ar vizinho inficionava:*
> *Não tínhamos ali médico astuto*
> *Cirurgião sutil menos se achava...".*

Cervantes (1547-1616)

Hoje é difícil ver pacientes com coreia no Rio de Janeiro graças ao advento da penicilina e à facilitação do acesso da população de baixa renda aos serviços de saúde, apesar de todos os problemas do SUS. "*Coreia*" é um termo que vem do latim e significa "dança". Eu vi poucos casos de coreia de Sydenham[20] no hospital universitário nos anos 1980 como parte do conjunto de possíveis sintomas maiores de febre reumática (ou doença reumática). É uma doença causada por uma bactéria chamada Estreptococo beta-hemolítico do grupo B, sensível à penicilina. Recebeu esse nome em homenagem ao famoso médico que a descreveu primeiramente no século 17.

Há uma história famosa em que um estudante chamado Blackmore pergunta a Thomas Sydenham qual livro ele deveria ler para seguir a profissão médica. Sydenham respondeu:

— Leia *Dom Quixote*. É um bom livro. Eu o leio até hoje.

Se um grande mestre da medicina do século 17 como Sydenham lia *Dom Quixote* e o recomendava como inspiração ao exercício da medicina aos jovens, por que não ler *Dom Quixote* no século 21?

Eu estava examinando Sophie a pedido da avó dela. Ela vinha apresentando episódios frequentes de palpitações associadas a cansaço e tontura nas últimas três semanas. Comecei, metodicamente, pelo exame dos dedos e das mãos. Ela me perguntou por que eu estava examinando seus dedos se o problema estava no coração. Respondi que algumas alterações em unhas, dedos e mãos indicam a presença de algumas doenças. Mãos suadas e frias podem indicar somente ansiedade ou dificuldade de o sangue chegar às extremidades, caracterizando baixa perfusão na periferia do corpo por baixa pressão arterial. Mãos suadas e quentes podem estar associadas a uma tireoide hiperfuncionante lançando excesso de hormônio tireoideano na circulação, especialmente se houver perda de peso e intolerância ao calor. Os dedos também podem exibir um arredondamento das unhas lembrando "vidro de relógio" antigo com uma angulação excessiva entre os dedos e as unhas e carac-

---

[20] Também conhecida como "dança de San Vito".

terizando o que chamamos de baqueteamento digital (baqueteamento dos dedos). Essa alteração pode estar associada a doenças cardíacas ou pulmonares. Então lembrei-me de uma passagem de *Dom Quixote*, de Cervantes, publicado em 1605, sem relação com a medicina, mas que se aplica muito bem nesses casos, e disse a ela:

"É pelo dedo que se conhece o gigante, Sancho"—disse Dom Quixote.

Sim, dedos e mãos podem apontar para a presença de algumas doenças sistêmicas que são "gigantes" para quem as tem: o exame físico deve sempre ser minucioso.

Shakespeare (1564-1616)

Shakespeare foi um grande observador do comportamento e da natureza humana, de eventos e de ideias. Talvez, por isso, ele seja frequentemente citado em publicações médicas e em palestras de congressos de medicina das mais variadas especialidades; sobretudo, quando os autores desejam esboçar o lado humano da medicina. Quando eu estava no segundo ano da faculdade de Medicina em 1987, consegui comprar uma das edições mais lindas que já vira de um livro de medicina. Era a última edição brasileira da época, de *Goodman & Gilman's The Pharmacologic Basis of Therapeutics*, traduzida do inglês. Os dois volumes tinham capas duras na cor azul-marinho e algumas letras azuis-claras na capa. No capítulo sobre os efeitos do álcool no organismo, havia uma epígrafe de Shakespeare como uma primeira lição em poucas palavras. Foi minha primeira contemplação do uso da literatura para ensinar medicina:

"*It provokes the desire,
but it takes away the performance*".[21]

Muitos alunos fizeram seu primeiro teste para comprovar a assertiva do bardo nessa epígrafe e confirmaram sua observação.

Como cardiologista, atendi muitas pessoas com queixas de palpitações, taquicardia, coração acelerado, coração descompassado, coração que pula. Ninguém gastou seu latim como Shakespeare em *Conto de*

---

[21] Tradução: "Ele provoca o desejo, mas prejudica o desempenho".

Inverno até então: "...Estou sentindo *tremor cordis*; o coração me dança, mas não é de alegria".

A revista *The Lancet* foi lançada com a proposta de trazer conhecimento médico atualizado e literatura para médicos. Segundo um belo editorial de 23 de abril de 2016, já havia uma revisão sobre *Much Ado About Nothing* (*Muito Barulho por Nada*) em seu número de lançamento, em 1823! Desde então, Shakespeare foi citado 1.200 vezes até aquela data (1.200 vezes!).[2]

Doutor Charcot foi o primeiro professor de doenças clínicas do sistema nervoso do Hospital de Salpêtrière, em Paris. Médicos de diferentes nacionalidades frequentavam as concorridas sessões dele. Ele citava Shakespeare em suas palestras com bastante frequência. Chamava a atenção da audiência de médicos para a sutil capacidade de *percepção, observação e acurada atenção ao detalhe* de Shakespeare como uma característica essencial para o especialista fazer o diagnóstico clínico correto. Os alunos ficavam maravilhados com as aulas dele, entre eles um aluno austríaco de Viena, Sigmund Freud.

Goethe (1749-1832)

Nosso cérebro é composto de uma metade direita e outra esquerda (ou hemisfério direito e esquerdo) que se comunicam através de feixes de nervos. Cada hemisfério é dividido em lobos frontal (como diz o nome, na região frontal), parietal (porção lateral), temporal (porção lateral inferior, referente à têmpora) e occipital (região posterior do cérebro). Cada região tem funções específicas e elas se comunicam entre si. Paul Broca[22] (1824-1880) foi médico, antropólogo, cientista, patologista e professor da Universidade de Paris no século 19. Ele estudou o cérebro de pacientes com dificuldades para falar, para se expressar com palavras. As palavras fugiam-lhes quando queriam dizer algo, embora compreendessem o que pessoas à sua volta lhes diziam. Eles apresentavam lesão de uma região na parte inferior do lobo frontal do hemisfério esquerdo após acidente vascular cerebral (AVC). Essas lesões são provocadas por obstrução da artéria cerebral média (ACM) esquerda localizada junto ao hemisfério cerebral esquerdo, e é um importante ramo da artéria carótida esquerda, localizada no pescoço. Os pacientes entendiam o que era dito por outras pessoas, mas tinham dificuldade de encontrar as palavras, de expressar as

---

[22] Pronuncia-se "Brocá".

frases desejadas. É o que acontece com pessoas com lesões nesta área do cérebro: a "área de Broca". A parte do cérebro responsável pelos comandos motores do lado direito do corpo é irrigada por essa artéria também, ou seja, lesões no hemisfério esquerdo determinam paralisia no lado direito, enquanto lesões no hemisfério direito determinam paralisia no lado esquerdo do corpo porque há um cruzamento das fibras nervosas para o lado oposto. A área de Broca fica no lado esquerdo do cérebro. Então, lesão do hemisfério esquerdo que compromete essa área compromete a fala e determina a paralisia do lado direito do corpo.

Antes mesmo de Paul Broca, Johann Wolfgang Von Goethe relatou um problema de saúde do pai da personagem Therese no romance *Os anos do aprendizado de Wilhelm Meister* com fidedignidade médico-científica[23]: "...meu pai sofreu, inesperadamente, um ataque apoplético que lhe paralisou o lado direito, privando-o do claro uso da linguagem... se tornou incapaz de pronunciar a palavra que tinha em mente... ele não era capaz de articular a palavra exata".

Observem a precisão da descrição de Goethe: paralisia do lado direito e dificuldade para a linguagem. Isso significa lesão no hemisfério esquerdo na região responsável pelo comando da motricidade do lado direito, que fica junto à área de Broca, responsável pela linguagem.

Goethe vai além ao se referir à angústia do paciente para se expressar e à angústia de quem lhe está próximo: "Sua impaciência chegava ao limite, e seu estado me causava a mais profunda aflição". E prossegue ao descrever a má evolução do pai de Therese: "Antes podia ler-lhe tudo nos olhos; mas, agora, era inútil! Nem mesmo seus olhos falavam mais".

Victor Hugo (1802-1885)

O romance *Quatre-vingt treize (Noventa e três)*[24] de Victor Hugo, publicado em 1874, refere-se ao ano 1793, um ano de terror extremo da Revolução Francesa. No capítulo 6, intitulado "*Sein guéri, Coeur saignant*" ("Seio curado, coração sangrante"), podemos entender, na vida e na prática clínica, no sentido literal e no sentido figurado, que a persona-

---

[23] Na tradução de *Wilhelm Meister Lebrjabre*, de Johann Wolfgang Von Goethe, para o português no Brasil, de Nicolino Simone Neto para a Editora 34, 2006, p. 431. Essa tradução foi realizada previamente para a editora Ensaio em 1994 com o apoio do Instituto Inter Natione.

[24] Todas as citações se referem ao capítulo 6 desse romance com tradução livre do autor. A edição utilizada é o volume 10 de *Vitor Hugo: Ouvres Romanesque Dramatiques et Poetiques. Une collection du Cercle du Bibliophile*.

gem Michelle Fléchard está ferida por arma de fogo. Ela é cuidada pelo mendigo Tellmarch. *"Tellmarch était um 'philosophe', mot de paysants qui signifie un peu médecin, un peu chirurgien, et un peu sorcier*[25]. *Nesse capítulo se lê:* "*Les plaies de poitrine exigent le silence, et, pendant la quasi-agonie qui avait précedé sa guérrison, elle avait à peine dit quelques paroles*"[26]. Eu também as li e as escutei no sentido literal e figurado no dia a dia de minha prática clínica ao dar oportunidade para que pacientes pudessem falar.

Médicos precisam de tempo, precisam olhar nos olhos e captar todos os sinais que emanam dos pacientes. É uma escuta com toda a atenção de todos os sentidos, não somente da audição. Observem a capacidade de observação do personagem: "*Tellmarch observait dans ses yeux une sombre allée et venue de pensées poignantes*"[27]. Ele curou os ferimentos de Michelle Fléchard: "*...une cure, cést une paternité, et Tellmarch la regardait, heureux*"[28].

Certa vez uma paciente idosa que eu atendia há alguns anos pediu que eu a atendesse na casa dela, no bairro de São Francisco, em Niterói. Dona Helena sofria de gota, não tão comum em mulheres quanto em homens, mas como Mabeuf, de *Les Misérables*, "seus dedos se encavalavam uns nos outros, ancilosados pelo reumatismo". Ela "estava com o nariz entupido, porquanto tinha sido acometida por um forte resfriado" e o partilhado com outras pessoas da casa; mas outra angústia, não relatada objetivamente ao telefone, afligia-a. Eu já ia tocar a campainha quando chegou um padre (imaginei ter chegado tarde demais, já que um padre também fora chamado). Dona Helena não parecia estar passando mal a ponto de configurar uma grande urgência ao telefone e ainda precisar de um médico e um padre. Eu me apresentei a ele como médico, e ele disse que era o padre da paróquia de dona Helena. Bem, entramos e sentamos os três na sala: eu, padre Augusto e dona Helena.

— Bem, dona Helena. A senhora chamou um médico e um padre ao mesmo tempo. Creio que poderemos fazer um serviço completo. Cada um na sua área. Eu cuidarei da parte física, dos males do corpo e o reverendo padre Augusto dos males da alma — disse em tom amigável

---

[25] "Tellmarch era um 'filósofo', palavra que para camponeses significa um pouco médico, um pouco cirurgião e um pouco feiticeiro", em tradução livre.
[26] "Os ferimentos do peito exigem silêncio, e durante a quase-agonia que precedera sua cura, ela disse algumas palavras com dificuldade".
[27] "Tellmarch observava nos seus olhos uma sombra que ia e vinha de pensamentos pungentes".
[28] "...uma cura é uma paternidade, e Tellmarch a olhava, feliz".

com leve sorriso. Então perguntei: — Em que posso ajudar? —Antes que ela respondesse, um de seus filhos, Marius, entrou na sala, consternado, dizendo que encontrara o pai morto no outro aposento.

"O médico, o padre e a mulher olhavam para Marius, por entre a sua aflição, sem proferir palavra" (trecho retirado de Os Miseráveis).

O marido, pai de Marius, estava doente restrito a uma cama hospitalar havia anos desde que tivera um grave AVC. Na verdade, ele descansou, falecendo em casa serenamente.

Durante a epidemia de covid-19, testemunhamos oftalmologistas, ortopedistas, magistrados, políticos, advogados, engenheiros e toda sorte de leigos no assunto recomendando ou mandando usar medicamentos sem eficácia, não usar máscara de proteção facial, não seguir recomendações da Organização Mundial de Saúde (OMS), dizer que o certo era promover imunidade de rebanho (o desumano "deixe que todos peguem a doença e fiquem imunizados"). Testemunhamos autoridades mandar ou fechar comércio e templos religiosos conforme seus pensamentos, e não das autoridades sanitárias baseadas em ciência e conhecimentos específicos, sob o argumento da liberdade de ir e vir de cidadãos em detrimento da vida de inúmeros cidadãos de todas as idades. O novo coronavírus ganhou muita replicação nas pessoas em meio a tantos palpites equivocados de pessoas que não eram nem epidemiologistas nem virologistas nem infectologistas pelo mundo afora. Afinal, mesmo sendo médico, um oftalmologista de qualquer município do Brasil sabia tanto sobre tratamento de covid-19 como um oftalmologista de Nova York, Paris ou Berlim, ou seja: quase nada.

Como dizia Hugo em O Corcunda de Notre-Dame:

"— Isso prova que se pode ser um grande gênio e nada compreender de uma arte que não lhe pertence".

Mas o festival de palpites e ordens equivocadas, não fundamentadas na ciência, já acontecera na pandemia de gripe espanhola de 1918, o que mais uma vez confirma o gênio de Hugo em Os Miseráveis:

"A história não passa de uma longa repetição. Cada século não faz mais do que copiar o que o precedeu".

Dostoiévski (1821-1881)

As descrições de Dostoiévski do comportamento humano e suas reações em situações diversas inspira o médico na observação cuidadosa dos pacientes e familiares:

"assomaram-se lágrimas aos seus olhos".
"O rosto dele transtornou-se como se tivesse tido uma convulsão".
"— murmurou ele perturbado, e, sem olhar para ela, apertou-lhe a mão...".
"— perguntou sem poder conter-se com uma voz ansiosa".

Dostoiévski ainda nos surpreende com este sonho descrito por Raskólhnikov (que nome difícil para nós ocidentais!), protagonista de *Crime e Castigo*: "[...] recordou os seus sonhos dos momentos que estivera com febre e delirando. Sonhou, durante a sua doença, que o mundo todo estava condenado a ser vítima de uma terrível, inaudita e nunca vista praga que, originária das profundidades da Ásia, cairia sobre a Europa... Nunca foram considerados mais infalíveis nos seus dogmas, nas suas conclusões científicas, nas suas convicções e crenças morais".

Bem, a diferença era que o agente causador era um parasita que levava à loucura e poucos escapavam: "alguns poucos escolhidos". Se não era um vaticínio sobre a covid-19, era sobre a loucura que sobreveio aos desentendidos de pandemias de doenças virais dando palpites equivocados.

Por vezes, os personagens pareciam dar conselhos úteis aos leitores deprimidos: "— Não, irmão, é melhor não bebermos — disse Aliosha subitamente — Além disso, eu me sinto um pouco deprimido" (*The Brothers Karamazov*, em tradução livre do inglês para o português).

Outras vezes, criticava o excesso de especialização da medicina de seu tempo (século 19!) por meio de seus personagens: "—...eu só posso tratar de sua narina direita, ele dirá a você, pois eu não trato de narina esquerda, não é minha especialidade...".

Machado de Assis (1839-1908)

Contemplem aqui Machado de Assis e as comorbidades. "Comorbidade" é um termo utilizado por médicos para designar uma doença concomitante. Múltiplas comorbidades seriam a presença de quatro ou mais doenças em uma mesma pessoa. Um mesmo paciente pode ter hipertensão arterial, diabetes, depressão, reumatismo, cálculo renal. Quantas comorbidades! Conforme envelhecemos, aumentamos a probabilidade de adquirir outras doenças crônicas que vão se acumulando em nosso corpo. E, para piorar, nossos órgãos e sistemas circulatório, respiratório, imunitário e renal excretor diminuem a capacidade de responder aos fatores estressores, como doenças agudas, doenças infecciosas, excesso de sal, efeitos colaterais de medicamentos, aborrecimentos, medos e ansiedades cotidianas.

Machado de Assis não tinha uma visão boa da velhice. Ele publicou *Memórias Póstumas de Brás Cubas* em 1881. Brás Cubas, falecido, deitado em seu caixão, descreve as pessoas presentes em seu velório. Em pleno século 19, o narrador-defunto descreve um personagem portador de diferentes comorbidades assim: "[...] *A segunda pessoa era um parente de Virgília, o Viegas, um cangalho de setenta invernos, chupado e amarelado, que padecia de um reumatismo teimoso, de uma asma não menos teimosa e de uma lesão de coração: era um hospital concentrado. Os olhos, porém, luziam de muita vida e saúde*". Quem sofre de reumatismo sabe como ele é "teimoso": uma doença crônica. Quem sofreu de asma na infância e padece com o retorno em torno dos 40-50 anos de idade, voltando a utilizar as famosas "bombinhas", sabe quão teimosa é a asma. E todos sabem a dificuldade de tratamento das lesões do coração quando se tem essas doenças agrupadas na mesma pessoa. Machado o nomeou "um hospital concentrado" no século 19; hoje o chamaríamos de "uma farmácia ou drogaria ambulante", dada a quantidade de medicamentos que um paciente toma em nossos dias para tratar essas doenças. Este Viegas era um enigma também. Apesar de chupado e amarelado, padecer de reumatismo, asma e uma lesão de coração, os olhos "luziam de muita vida e saúde". Ele queria viver. É a capacidade humana de vencer as múltiplas doenças que podem nos acometer, mesmo não tendo tido a oportunidade de tomar os antidepressivos associados a psicoterapias de que dispomos atualmente.

12

SLOW MEDICINE VERSUS FAST MEDICINE

Os gestores em saúde, com ou sem formação médica, são educados pelos economistas. Gostam de números e são recompensados por eles. Jamais, ou raramente, examinam pacientes de modo regular. O diretor do hospital precisa enviar números (quantos pacientes foram atendidos nos ambulatórios, por exemplo) ao secretário de Saúde ou ao ministro da Saúde. O secretário ou o ministro da Saúde envia os números de diversos diretores subordinados ao prefeito, governador ou presidente, conforme esteja ligado à administração municipal, estadual ou federal. Os políticos usam esses números em campanhas eleitorais como exemplo de qualidade e eficiência de sua gestão para pleitear a reeleição. Mas a qualidade dos atendimentos nesses 15 ou 10 ou 7 minutos de consulta não é mensurada. Qualidade do atendimento é mais difícil e constrangedora de ser mensurada. Avaliação de qualidade envolve subjetividade, e esta extrapola a frieza dos números. É constrangedora porque pode revelar a insatisfação dos pacientes atendidos em um sistema voltado para números, para produtividade. A mensuração dessa qualidade não é a entrevista de alguns pacientes direcionados que vemos nos programas eleitorais em horário gratuito ou nos panfletos distribuídos. Mas ela está presente em nosso dia a dia dos postos de saúde e ambulatórios dos hospitais e policlínicas da rede pública. E acontece na medicina privada baseada em atendimentos com o perfil da "medicina apressada", considerada eficiente pelos economistas e muitas vezes desumana pelos atores principais da crista da onda da atividade primária: pacientes e profissionais de saúde.

Por outro lado, o número de pacientes a necessitar de assistência à saúde é gigante. Há necessidade de eficiência para que mais pessoas sejam atendidas. Fechar essa conta é difícil porque há restrição de orçamento oriundo dos impostos pagos, em vista de prioridade para outras áreas como gastos excessivos com gestores, políticos, máquina administrativa, obras, propagandas governamentais ou serviços privados prestados. Adicionalmente, há as despesas necessárias com educação, moradia, saneamento, trabalho e segurança, que têm íntima relação com os gastos em saúde quando estes são mal administrados.

A pressão do tempo sobre profissionais de saúde é forte. Os pacientes aguardam nas salas de espera lotadas em serviços públicos e privados. Eu ficava impressionado com meus colegas que conseguiam atender em tão pouco tempo seus pacientes. Eu não conseguia dar celeridade aos atendimentos. Era o último a terminar e não conseguia atender o mesmo número de pacientes que eles. Sentia-me frustrado de certa forma. Alguns desses médicos eram verdadeiramente adorados por seus pacientes pela competência e carisma. Mas isso não é tão comum. A maioria tinha aquele sentimento de frustração que os atendimentos rápidos e apressados tendem a gerar na maioria, porque gostaria de falar mais sobre seus sintomas, suas dúvidas, sobre o impacto da doença em sua vida e sobre outras questões de aspectos psicológico, familiar, social e até espiritual muitas vezes.

A medicina apressada tem seu valor em circunstâncias como as situações de emergência no pronto-socorro. Não somente o médico, mas também toda a equipe precisa estar treinada para o atendimento rápido e eficaz. Essa medicina de rápido atendimento salva muitas vidas em todos os cantos do mundo todos os dias. Mas a *Fast Medicine* também aumenta o risco de erros diagnósticos, tratamentos equivocados, exames excessivos e desnecessários quando se trata de atendimento de doenças crônicas nos consultórios e ambulatórios médicos.

Se algumas especialidades demandam menor tempo de consulta porque o paciente sequer tira a roupa ou porque os pacientes são mais jovens, outras, como as especialidades clínicas, sobretudo a geriatria, demandam um tempo muito maior para um atendimento seguro, eficiente e digno.

Eu estava conversando em um grupo de WhatsApp de alunos do curso de pós-graduação em Geriatria Clínica da PUC-RS e Universidade do Porto quando alguém mencionou o termo *"slow medicine"* ("medicina sem pressa"). No início deixei passar na conversa o termo, mas depois retornei e perguntei se alguém tinha mencionado esse termo e do que isso se tratava. Minha colega expôs o assunto pelo aplicativo. Fiquei imediatamente maravilhado porque *Slow Medicine* era exatamente o que eu praticava sem saber que havia um nome para isso, e um movimento de médicos que a praticavam e a divulgavam em livros, universidades e congressos médicos em países como Itália, Estados Unidos e Brasil. Quase não dormi aquela noite. Eu me senti redimido, perdoado por levar tanto tempo com o paciente durante uma consulta e ratificar o bem que esse modo de fazer medicina fazia aos pacientes que demandavam mais tempo em uma consulta. Os idosos então eram os mais beneficiados.

Através de pesquisa na Internet, descobri nomes envolvidos com a *Slow Medicine*: o doutor Dennis McCullough (EUA), Antonio Bonaldi e Sandra Vernero (então presidente e vice-presidente da Associação Italiana de *Slow Medicine*), José Carlos Campos Velho, Dario Birolini (pioneiros defensores e divulgadores do movimento *Slow Medicine* no Brasil).

O doutor McCullough publicou uma obra seminal com o título *My mother, your mother: embracing "Slow Medicine", the compassionate approach to caring for your aging loved ones* em 2008 com mais de 30 anos de experiência no atendimento a idosos e com experiência própria na observação e acompanhamento da mãe dele. Mais um livro importante, diria de leitura obrigatória para médicos, pacientes e familiares envolvidos com cuidados a pessoas idosas, não traduzido no Brasil, e que em tradução livre significa: "Minha mãe, sua mãe: abraçando a 'medicina sem pressa', a abordagem compassiva para cuidar de seus queridos idosos". É um livro em que se aprende muito sobre cuidados aos idosos, aprende-se medicina e são fornecidas informações e dicas úteis para quem lida com seus amados idosos.

O doutor Dario Bonaldi e a doutora Sandra Vernero apresentam a medicina sem pressa como um novo paradigma para a medicina italiana e o mundo por meio de publicações e da Associação Italiana de *Slow Medicine*. Da mesma forma, os doutores José Carlos Campos Velho e Dario Birolini são divulgadores no Brasil desse modo de se atender o paciente sem a pressa que existe nos ambulatórios, consultórios e hospitais nas últimas décadas.

De fato, muitos pacientes reclamam de consultas em que o médico se apresenta apressado e indiferente. Depois de aguardar agendamento por meses, aguardam longamente na sala de espera e são atendidos friamente em uma consulta que não ultrapassa 15 minutos tanto no setor público como no privado.

A medicina sem pressa (*Slow Medicine*) é parte de um movimento de desaceleração da velocidade da vida, assim como a *slow food* (alimentação sem pressa) opõe-se à *fast food* (alimentação rápida). Todos precisamos desacelerar para sermos mais felizes na vida. A produtividade foi incutida na cabeça das pessoas do século 20 e continua neste início de 21 como uma condição *sine qua non* para as pessoas serem bem-sucedidas e felizes. E como se cobram! A consequência os médicos testemunham em consultórios, enfermarias e CTIs: muitos adoecem no decorrer dos anos por causa dessa correria cotidiana e pensam no que vale a pena somente quando já estão gravemente enfermos.

 Atender um paciente sem pressa agrega valor à consulta e satisfação do paciente. Permite praticar a clínica centrada no paciente, e não na doença. Torna o médico um profissional por excelência por lhe permitir conhecer o doente portador de uma doença. Isso o diferencia como um médico *especialista em gente com ou sem doença* de um *técnico em doenças*, um especialista em diagnosticar e tratar somente doenças. O especialista em gente, e não em doenças, faz diagnósticos, institui o tratamento e interessa-se genuinamente pela pessoa e pelo impacto da doença na vida do doente. Escuta. Escuta com a alma e tem empatia genuína. Coloca-se no lugar do doente. O especialista em doença faz um trabalho somente focado no diagnóstico e tratamento da doença. Ele também melhora e salva vidas, mas deixa um sentimento de vazio. E mais que isso, pode perder detalhes importantes em sua pressa que levam à perda de diagnósticos e de melhor tratamento para aquele paciente individual.

 Talvez nem todos os textos atribuídos a Hipócrates, pai da Medicina, para nós ocidentais, tenham sido verdadeiramente escritos por ele, mas, segundo um texto hipocrático, nossa missão é curar. Quando não é possível, amenizamos o sofrimento. E, quando não podemos curar ou amenizar, devemos confortar. É isso que agrega valor ao profissional de saúde. Hoje assistimos até a congressos de sociedades de especialidades classificando os congressistas médicos como meros "prescritores" em seus crachás, enquanto os "não médicos" são classificados como "não prescritores" em uma clara atitude reducionista do médico e dos outros profissionais da saúde. É o equivalente do *healthcare provider* (*provedor de cuidados à saúde*) impingido pelos economistas e gestores de saúde aos profissionais médicos e, pior, reproduzido por médicos e professores universitários para estudantes de Medicina sem se dar conta da importância da linguagem e do efeito reducionista que esta pode auferir a uma profissão milenar de alto valor para a humanidade em todos esses séculos, inclusive no atual.

13

SLOW MEDICINE APLICADA

> *"Quando estamos doentes, ficamos fragilizados, precisamos de atenção. Ele [o médico] não foi grosseiro, nem nada. Mas ele me atendeu em dez minutos no consultório". (Paciente anônimo)*

Diana já tinha 74 anos de idade. Ela tinha uma doença chamada cardiomiopatia hipertrófica assimétrica subaórtica, de origem genética, em que a musculatura cardíaca logo abaixo da valva aórtica — a qual se localiza entre o coração e o início da artéria aorta — se apresenta desorganizada e muito espessada (hipertrofiada). No caso de Diana, essa hipertrofia da musculatura cardíaca localizada abaixo da valva aórtica prejudicava a passagem do sangue bombeado pelo coração para a aorta em cada batimento cardíaco. Essa anormalidade do fluxo de sangue pode gerar dor no peito, falta de ar e cansaço, tontura e desmaio (síncope) por causa do menor volume de sangue que é bombeado para a circulação, além de poder provocar arritmias. Diana também tinha hipertensão leve, colesterol elevado e extrassístoles. Um dia ela teve dor no peito forte, em repouso, associada à falta de ar. Eu sabia que a dor poderia ser decorrente da cardiomiopatia, mas também poderia ser decorrente de doença aterosclerótica obstrutiva das coronárias, que poderia lhe causar um infarto. Ela foi internada e submetida a um cateterismo para estudo das artérias coronárias. Entretanto, as coronárias eram normais ao exame de cateterismo. Então fiquei preocupado que fosse decorrente da miocardiopatia hipertrófica prejudicando a passagem do sangue. Ela agendou uma consulta no consultório para eu decidir a melhor estratégia de tratamento para ela, uma vez que o tratamento com medicamentos não estava surtindo mais o efeito desejado. O problema é que os tratamentos existentes de intervenção não garantiam bons resultados, tampouco eram isentos de risco, obviamente. A cirurgia consistiria, grosso modo, de retirar um "bife" da musculatura hipertrofiada logo abaixo da valva aórtica onde o sangue tinha dificuldade para fluir devido ao estreitamento da passagem local. A intervenção em sala de hemodinâmica consistiria de passar um cateter pela artéria que nutre aquela porção hipertrofiada de músculo cardíaco e embolizá-la, causando um pequeno infarto naquele local.

Bem, eu estava chegando ao edifício do consultório de carro enquanto Diana vinha pela mesma calçada caminhando com algumas bolsas aparentemente pesadas. Enquanto eu aguardava a abertura do portão de garagem do edifício comercial, observei-a subir os degraus de escada da frente do edifício carregando as bolsas sem dificuldade. Imaginei que ela teria de pedir ao porteiro para subir utilizando o pequeno elevador para pessoas com necessidades especiais, mas não pediu. Não necessitou.

Entrei com meu carro. Encontrei Diana já em minha sala de espera. Quando a chamei, ela entrou carregando as tais bolsas pesadas. Pensei em repreendê-la por fazer tal esforço de carregar tantas bolsas pesadas. Mas, em vez disso, sorri alegremente ao vê-la entrar.

Ela me perguntou:

— Então, doutor, o que o senhor acha que devo fazer?

— Bem, eu já sei. Vamos continuar com o tratamento clínico. Não lhe recomendo qualquer tratamento invasivo neste momento.

— Por quê? — perguntou-me.

— Eu comecei a examinar você lá fora: caminhando na calçada, subindo escadas com bolsas pesadas. Aliás, esforço esse que eu recomendei que não fizesse.

Ela sorriu e disse:

— Ah, que maravilha! E eu nem preciso voltar para casa com estas bolsas pesadas. São presentes para o senhor.

Quando uma pessoa tem hipertensão arterial e toma três ou mais medicamentos anti-hipertensivos, mas a pressão persiste elevada, ela é portadora de hipertensão resistente. Estima-se que cerca de 10 a 20% das pessoas tenham hipertensão resistente apesar dos avanços e do arsenal terapêutico para controle da pressão arterial.

Maria aproximava-se de completar 90 anos de idade. Lúcida e com um bom desempenho cognitivo: uma memória de dar inveja a muita gente mais jovem. De uns tempos para cá, sua pressão se tornou refratária. Ela entrou para a estatística dos pacientes portadores de hipertensão refratária. Pobre Maria. Cinco medicamentos anti-hipertensivos e sua pressão persistia elevada. Motivo de grande apreensão para ela e a família. Medo de derrame, de infarto, de ficar dependente.

Foram necessárias algumas consultas bem longas, bem ao estilo *Slow Medicine*, daquelas de enlouquecer um gestor de saúde, um administrador. De fazer um economista da saúde arrancar os cabelos e chamar médico de incompetente para a cultura dos dias atuais.

Um dia, durante uma consulta sem a presença de outros familiares, Maria conseguiu se abrir.

— Doutor, eu não queria, mas eu preciso falar. Se eu não falar, eu sinto que vou explodir. Preciso lhe contar um problema que está me angustiando. Eu amo meu neto que veio morar na minha casa há quase um ano. Mas ele tem hábitos diferentes dos meus e do meu marido. Além disso, ele interfere no nosso dia a dia. Ficamos desconfortáveis porque ele quer determinar como tudo deve funcionar na minha casa. Ao mesmo tempo que o amamos, é muito difícil conviver com ele na mesma casa. Não podemos dizer a ele para retornar para a casa de minha filha sem magoá-lo, e sem magoar minha filha também. O senhor entende essa minha angústia? Compreende essa angústia que eu e meu marido vivemos agora nesse fim de vida, doutor?

A pressão de Maria começou a responder aos anti-hipertensivos novamente quando conseguiu resolver seu problema familiar.

14

VOCÊ PRECISA (DE VERDADE) TER UM MÉDICO

Enquanto o economista vê no paciente "um número";
o médico enxerga nele "um universo".

Eu não percebi ou não pude atender a uma ligação de imediato. Quando peguei meu telefone celular, li a mensagem da sobrinha, cuidadora de paciente idosa com demência de Alzheimer, no aplicativo de mensagem WhatsApp. Ela escreveu:

"Bom dia! Dr. Bruno!
Liguei, pois ela estava brava.
Não queria tomar os remédios.
Mostrei sua foto. Tomou.
O senhor pode atendê-la esta semana?".

Os caminhos da sociedade se refletem na prática clínica da mesma forma que os desencontros entre expectativa e realidade geram mal-estar, insatisfação e descrença entre os envolvidos — médicos e pacientes — no cotidiano de cada um. Adilson Xavier, autor de *Storytelling: histórias que deixam marcas*, registra os atuais altos e baixos da sociedade atual e seus desencontros. Enquanto avança a tecnologia, aumentam as opções de entretenimento e volume de informação, a superficialidade das relações, e — eu diria — as oportunidades de tratamento e cura de doenças, reduzem-se a afetividade, o tempo disponível para os pacientes, a capacidade de retenção, a profundidade das relações e a atenção demandada pelos pacientes.

Em um cenário ideal, cada ser humano deveria poder ter um médico que o acompanhasse no decorrer dos anos. Mesmo que esse médico o examinasse uma única vez no ano, durante muitos anos, mesmo sem doenças. Se não o médico particular ou o médico de família, o médico do sistema público, que recebesse incentivo para permanecer por muitos anos prestando assistência a um mesmo bairro ou a uma mesma comunidade. Como diz o doutor McCullough no livro, pilar do movimento *Slow Medicine, My mother, your mother...*: "Você precisa ter um médico". Um médico que o conheça, que conheça seus problemas de dimensão física, psicológica, social e espiritual até onde se sentir confortável para tal. Um médico para quem você possa telefonar e que ele se lembre de você em momentos difíceis, seja para atender ou para fornecer informações importantes para quem o esteja atendendo em domicílio, em um setor de emergência ou de terapia intensiva naquele momento. Um médico que possa ajudar a evitar um atendimento em pronto-socorro ou uma internação desnecessária ou contribua para evitar iatrogenias, exames desnecessários ou que possa favorecer uma alta hospitalar o mais brevemente possível. Um médico que seja o maestro de uma equipe multiprofissional de cuidados à saúde, e que saiba mobilizar os recursos tecnológicos de diagnóstico e tratamento atuais para recuperar sua saúde, preservar sua funcionalidade e permitir a melhor qualidade de vida possível após sua alta hospitalar. Um médico que, conhecendo sua situação clínica, seus valores e sua vontade, possa dizer à equipe médica do hospital com absoluta segurança: "Vamos parar por aqui. Sem mais exames e tratamentos fúteis. Não façamos mais medidas heroicas que apenas postergarão sua morte e prolongarão sua agonia". O importante é dar conforto, evitar o sofrimento dali para frente. Um médico que agregue valor ao tratamento, que traga segurança à equipe hospitalar e faça a interface de comunicação com os familiares. Não significa dizer que você não será bem atendido em uma emergência, UTI ou enfermaria de um hospital, mas que um médico que o conheça mais que um prontuário eletrônico quebre esta impessoalidade, esta despersonalização da medicina tecnológica, computadorizada e economicamente gerenciada de nossos dias. Você continua ser humano apesar de todas as tecnologias e do lobby da medicina apressada. Como vi em um famoso seriado turco (*Ertugrul-Ressurection*) ambientado na Idade Média: "*Você precisa preparar a lâmpada durante o dia para não ficar presa no escuro durante a noite*".

A filha única de seu Gaspard tinha 67 anos e tinha acabado de ser submetida a uma cirurgia para retirada de uma metástase no pulmão direito por causa de um câncer de estômago operado há cerca de seis anos. Moravam sozinhos em uma casa em São Gonçalo — um município de cerca de 1 milhão de habitantes, em um bairro perigoso onde traficantes impunham ordens de uns anos para cá. Ela me avisou que seu pai havia sido internado no CTI de um hospital em outro bairro no mesmo município. Não é fácil para um médico visitar um paciente em outro município quando o trânsito é caótico entre as duas cidades e a segurança pública é precária. Gaspard era meu paciente há muitos anos. Eu precisava retribuir a confiança depositada em mim fazendo-lhes aquele favor e ajudando no que fosse possível naquele momento difícil de internação hospitalar.

Cheguei ao hospital, identifiquei-me como médico na recepção e, como é de praxe, fui autorizado a subir ao terceiro andar onde ficava o CTI. Era um setor grande com muitos leitos separados por boxes como se fossem pequenos quartos. Havia um movimento de técnicos de enfermagem e o tradicional "bip-bip" dos monitores. Os médicos estavam em round — uma reunião multidisciplinar em que se discutem e traçam as condutas para cada paciente — na sala de médicos do setor em volta de uma grande mesa oval. Eles estavam falando justamente sobre seu Gaspard.

— Bom dia, eu sou WB, cardiologista de seu Gaspard há muitos anos. Fui informado que ele está no leito 12. Vim visitá-lo e saber em que posso ajudar.

Recebi as boas-vindas do chefe do setor, que me apresentou a situação de Gaspard. Ele me mostrou radiografias, tomografias e outros exames. Em seguida, pedi licença para visitar o paciente no box 12. Eu me retirei da sala dos médicos e higienizei as mãos. Fui sozinho até seu Gaspard. Todos pareciam muito ocupados no setor. Era hora de almoço.

Gaspard tinha 93 anos de idade, múltiplas comorbidades, só enxergava vultos e ouvia melhor quando usava seu aparelho auditivo, que não estava usando durante a internação. Quando cheguei ao box 12, Gaspard estava se alimentando sozinho, com um grande papel-toalha abaixo do pescoço, servindo-lhe de avental, uma bandeja com um prato repartido que separava feijão preto pastoso, purê de batata e frango cozido picado coberto por um caldo. Ele parecia melhor que o quadro que sua filha tinha me relatado.

— Bom dia, seu Gaspard — disse em voz alta e animada. — Como vai o senhor? Vim aqui visitá-lo e saber em que posso ajudar para o senhor melhorar e ter alta daqui.

— Bom dia. Eu estou bem. Mas o senhor pode me ajudar? — Gaspard não me reconheceu pela voz. — Eu estou tentando comer — ele já tinha comido metade da refeição —, mas eu não enxergo direito, sou praticamente cego.

Fiquei surpreso com o pedido dele, mas logo percebi que ele não percebeu que era eu quem estava lhe falando, seu médico de muitos anos que estava ali para visitá-lo no CTI daquela cidade. Então respondi:

— Claro, seu Gaspard! É uma honra pra mim.

Imediatamente, peguei uma luva e um capote de prevenção de contato, enquanto lhe dizia o que estava fazendo, já que ele não enxergava. Peguei a colher de sua mão e comecei a dar-lhe a comida na boca. Nos meus mais de 30 anos de formado, talvez nunca tivesse sido necessário dar comida na boca de um paciente por ser uma atividade dos técnicos de enfermagem. Mas apreciei muito esse trabalho pelo inusitado da situação, e por ter grande respeito e admiração pelo paciente que eu acompanhava há muitos anos.

Pouco tempo e algumas colheradas depois, apareceu um jovem técnico de enfermagem sorridente e surpreso.

— Oh, doutor! O senhor que está lhe dando comida na boca? Eu precisei atender um paciente no outro box, mas estou aqui para ajudar seu Gaspard a se alimentar. Deixa que eu dou a comida.

— Não tem problema. É uma honra dar comida a esse homem por quem eu tenho grande admiração — disse com sinceridade, mas o jovem técnico fez questão de assumir sua função.

Então perguntei a seu Gaspard em voz alta próximo ao ouvido dele: — Seu Gaspard, qual o nome do seu cardiologista?

— É o Bruno. Meu cardiologista é o Bruno. Muito bom médico e um amigo.

— E quem o senhor acha que estava lhe dando comida na boca?

Gaspard ruborizou. Fiquei até com receio de que ele passasse mal, mas logo ele disse:

— Doutor Bruno, o senhor me desculpe. Eu não enxergo e não escuto direito. O senhor sabe. Me perdoa. Não sabia que era o senhor.

O rubor diminuiu quando lhe disse que para mim era uma honra lhe dar comida na boca. E rimos muito. Daí em diante, avaliar o paciente foi fácil e transformamos um momento difícil de internação em história para contar aos amigos. Tanto eu como ele.

Bem, por que contei essa história? Porque cada pessoa precisa ter um médico que a conheça de verdade. Aquele médico que a conheça como pessoa, e não como mais um caso interessante, um portador de uma ou mais doenças. Um médico que a conheça sob o ponto de vista não só físico, mas também psicossocial e espiritual. Que conheça seus valores, seus desejos, suas reações diante de situações difíceis, que reconheça o impacto de suas doenças sobre sua vida pessoal. Mas, para isso, é necessária uma construção, um caminho ao longo do tempo, não uma consulta de 15 minutos a cada cinco anos e com médicos diferentes.

Certa vez atendi um paciente com cerca de 68 anos que me disse que consultava um médico diferente a cada ano para realizar seu check-up anual. Aquele ano, então, estava a me consultar; mas, no ano seguinte, iria consultar outro profissional conforme seu planejamento pessoal. Fiquei satisfeito com sua sinceridade, mas lhe disse que ao final ele não teria nenhum médico, pois ninguém o conheceria de fato. Ele retornou, trouxe os exames que eu tinha solicitado, e nunca mais o vi. Nunca poderei dizer que ele é meu paciente, e depois de tantos anos ele não tem médico nenhum. No entanto, cada um é livre para fazer suas escolhas, viver como deseja segundo seus valores e suas crenças.

— Escuta, Ernesto! O doutor veio aqui em casa pra me atender como meu médico. Ele não é comerciante igual a você — disse a senhora no alto de seus 96 anos, deitada na cama com pneumonia, ao filho de 66 anos de idade que queria regatear o valor do atendimento antes de viajar para a Bahia. A mãe ficaria aos cuidados da empregada da casa.

É muito ruim quando a medicina é praticada como comércio. Isso não pode acontecer. Mas acontece por parte de empresas, de médicos e de pacientes. As empresas visam a números e ao lucro. Alguns médicos trilham o mesmo caminho e muitos se dão bem. Bem por questões de mercado e por conseguirem se adaptar a um mercado que exige a medicina da pressa, a *Fast Medicine*, da consulta de 10 a 15 minutos, atendendo de 30 a 50 pacientes por dia. Há também os pacientes que veem o ato médico como uma atividade comercial mesmo. Estes empregam a visão do médico à sua frente segundo seus valores e suas experiências prévias com outros médicos, negociam e regateiam mesmo não tendo necessidade financeira para tal, por conta de seus valores ou hábitos comerciais. Isso é diferente daquele paciente que, sinceramente, pede-lhe auxílio quando em situação financeira difícil. As relações humanas são complexas e enriquecedoras como descobrimos durante os anos de prática clínica.

A medicina é ciência, técnica e arte ao mesmo tempo. Ciência aprendemos na faculdade com aulas de anatomia, biologia celular, histologia, genética, fisiologia, fisiopatologia, patologia, farmacologia. Aprendemos técnicas de exame físico, de procedimentos médicos e cirúrgicos e muito pouco de comunicação e arte. Mas a arte vem com o tempo. É a arte do manejo e emprego de todo esse conhecimento na prática clínica centrada no paciente, e não na doença: *"o bom médico não trata doenças, o bom médico trata de pessoas que têm doenças"* (William Osler).

A experiência é geradora da intuição que médicos experientes desenvolvem no decorrer dos anos por já terem visto outros casos semelhantes ou porque conhecem o paciente previamente. Nesse caso, a linguagem não verbal, aquela expressada por gestos, pela forma de respirar diferente, pela mudança de comportamento do paciente, ajuda na elucidação diagnóstica e escolha do melhor tratamento que a inteligência artificial, o atendimento *on-line* ou a consulta apressada de 15 minutos não é capaz de fazer nos dias atuais como querem nos fazer acreditar os entusiastas.

Os economistas da medicina oferecem definições para preço e valor. Preço e valor são conceitos diferentes. O preço depende do valor que você entrega ao paciente em decorrência de seu atendimento. E seu atendimento visa à modificação de desfechos que uma doença pode trazer ao paciente. Entenda desfecho como o resultado de uma doença ou de um tratamento ou atendimento. Por exemplo, o desfecho do diabetes pode ser uma insuficiência renal com tratamento por hemodiálise, cegueira, amputação de membros, entre outros problemas para quem não faz tratamento adequado. O tratamento eficaz visa modificar esses desfechos ao evitar essas complicações do diabetes ou, pelo menos, retardar o aparecimento delas.

Para os economistas e gestores de saúde, o tratamento eficiente é aquele que modifica esses desfechos com o menor custo possível. Em termos de saúde coletiva ou de saúde suplementar (seguradoras de saúde e afins), é um objetivo a ser perseguido. É legítimo. As empresas precisam prosperar e os estudos de economia têm trazido benefícios. Melhor que elas não fechem as portas. Os médicos particulares almejam o mesmo objetivo em favor do paciente e familiares sem o viés da obstinação do lucro obtido. Por quê? Porque, em Saúde, há detalhes difíceis de mensurar, talvez valores imensuráveis, como na propaganda de cartão de crédito: "*Isso não tem preço*". Mas, enquanto o economista vê no paciente "um número", o médico enxerga nele "um universo".

Alguém já disse que a devoção começa com a atenção. Quando se devota seu tempo a alguém, quando se dá atenção a alguém que apresenta um problema de saúde, é necessário devoção, é necessária uma visão global — holística mesmo — da pessoa, uma visão centrada no paciente. E não uma visão centrada em doenças. À frente do médico não há um caso de determinada doença, e sim uma pessoa que sofre dos sintomas de determinada doença ou doenças concomitantes.

Há também pessoas que procuram o profissional de saúde não exatamente por causa de um ou mais sintomas. Esses sintomas podem ser um álibi, uma desculpa para procurar alguém que possa chegar ao verdadeiro motivo da procura por auxílio. Na maioria das vezes, nem o paciente sabe ou identifica que seus sintomas são decorrentes de problemas psicológicos, sociais ou mesmo espirituais, e não decorrentes de anormalidades meramente biológicas.

Para se identificar o âmago da questão, é necessário dedicar a atenção genuína que demanda tempo do profissional nestes tempos de exigência de maior velocidade, de número de atendimentos, de modificações de desfechos de doenças baseados exclusivamente em alterações biológicas com o menor custo possível, sem mensuração de outros desfechos que contemplam outros aspectos igualmente importantes para o paciente que procura assistência.

Eu não entendia por que aquele casal de mais de 60 anos de idade e outros tantos de casamento retornava a mim para consultas. Eu tinha resolvido, de fato, o controle da pressão arterial da esposa, controlei o diabetes e a angina de peito com tratamento à base de dieta, exercícios e medicamentos. Mas eles nunca pareciam satisfeitos. Sempre de mau humor, nunca pareciam felizes ou agradecidos com meu atendimento. Quando se despediam e saíam do consultório, pareciam levar toda a minha energia. Eu me sentia frustrado apesar do "sucesso" aparente de meu tratamento.

Um dia, depois de quase um ano de intervalo, os dois apareceram novamente. Exibiam um sorriso que eu nunca tinha visto no casal. Estavam aparentemente felizes. Alguma coisa aconteceu que mudara a aura de ambos ao mesmo tempo. Eu perguntei o que tinha acontecido para os dois parecerem tão bem.

— Doutor, o senhor se lembra que na nossa última consulta o senhor fez uma menção àquele poema do Manuel Bandeira em que ele relata a consulta que teve com um médico especialista em tuberculose na Suíça?

— Sim. "Pneumotórax" é o nome do poema do Manuel Bandeira.

— Pois é. Depois de versos em que o paciente repetia 33, 33, 33, a mando do médico suíço, entre outros versos de uma avaliação médica, o Manuel Bandeira pergunta "E agora, doutor?".

— Sim, eu me recordo.

— O senhor se recorda como termina o poema?

— Claro! Não havia cura naquela época. O médico suíço responde: "O jeito é dançar um tango argentino".

— Pois bem. Saímos do seu consultório e resolvemos fazer uma matrícula numa aula de dança. Aprendemos a dançar tango, bolero, dança de salão e até samba.

— E...?

— Bem, ficamos tão felizes, gostamos tanto de aprender a dançar que reunimos um grupo de amigos em nossa casa pra ensinar dança de salão. Depois vieram os amigos dos amigos. Damos aulas de dança em casa. Reunimos um grupo e viajamos todos para dançar em outras cidades. Passeamos e nos divertimos muito.

— Ah, sim... Que bom — disse eu, surpreso.

—Agora minha glicose está baixando demais e a pressão da minha esposa tem estado muito baixa. Viemos aqui para uma reavaliação do tratamento. A dança nos fez muito bem, doutor. Muito obrigado.

Foi a cura pela dança (com a singela ajuda da poesia!).

Obrigado, Manuel Bandeira!

15

SUA SAÚDE: AUTOGESTÃO

> *Não somos um corpo. Temos um corpo.*
> *É necessária uma apropriação.*
> *(Lacan, 1949)*

Desde que me formei, há mais de 30 anos, escuto dos pacientes frases como estas: "Doutor, eu sei que vocês médicos não acreditam ou não gostam, e recriminam. Mas eu tomo meus chás para cuidar da minha saúde. Eu acredito que eles me fazem bem. De vez em quando, tomo um fitoterápico, tomo medicamentos da homeopatia, faço tratamento com acupuntura".

Essa é uma conversa frequente porque os pacientes sabem que sou um alopata. Mas não recrimino terapias alternativas que fazem bem e que estejam bem orientadas por um profissional competente. Sabemos que mesmo fitoterápicos utilizados inadvertidamente podem fazer mal isoladamente ou associados a medicamentos da alopatia (medicina ocidental tradicional). Pelo contrário, se faz bem ao paciente e não há componentes que possam interagir prejudicialmente com os outros medicamentos utilizados pelo paciente, não posso ser contra. Eu sou contra deixar de utilizar medicamentos fundamentais, cientificamente eficazes e seguros, para utilizar outros meios de tratamento sem eficácia comprovada. A medicina é ciência e arte de prevenir, amenizar e curar doenças. Muitos sintomas de doenças podem ser cuidados por métodos "pouco" ou "não estudados" cientificamente, como chás, massagens, vento no rosto, acupuntura, Reiki, meditação, calor ou frio local e tantos outros. O que não se pode fazer é negligenciar o melhor tratamento possível com base em evidências científicas robustas disponíveis.

Utilizamos termos como "medicina alternativa", "medicina complementar" e "medicina integrativa". Vamos a eles[29]:

- *MEDICINA ALTERNATIVA:* abordagem e tratamento utilizados no lugar da medicina ocidental tradicional (a nossa medicina do Ocidente).

- *MEDICINA COMPLEMENTAR:* abordagem e tratamento utilizados aliado à medicina ocidental tradicional.

- *MEDICINA INTEGRATIVA:* é a integração entre diferentes tratamentos em benefício do paciente em que cada terapia é acrescentada com sua proposta terapêutica de maneira coordenada com a medicina ocidental tradicional. É a medicina complementar acrescentada de modo coordenado, integrado. É o uso da medicina tradicional em que você precisa integrar ao tratamento ora a psicoterapia, ora a reabilitação, ora a medicina do estilo de vida, ora a acupuntura, e assim por diante conforme a necessidade do paciente de maneira multimodal, como faz um regente de orquestra, mas, nesse caso, o médico solicita uma e/ou outra modalidade terapêutica para tratar o paciente de modo holístico (como um todo), e não exaustivamente e, sem sucesso, somente com medicamentos alopáticos.

Um paciente tem a liberdade de escolher a homeopatia ou a fitoterapia ou a medicina ortomolecular ou a medicina tradicional chinesa e suas ferramentas (por exemplo, acupuntura) para se tratar no lugar da medicina ocidental tradicional, ou seja, procurar a medicina alternativa. Mas ele deve ter a cautela de saber a proposta da abordagem escolhida para seu diagnóstico. Se obtém bons resultados para sua rinite com homeopatia, por exemplo, não significa que determinada abordagem seja indicada para uma infecção grave ou para prevenir ou tratar infarto agudo do miocárdio ou um tumor. A medicina integrativa, em vez de substituir uma pela outra, ocupa-se de integrar os melhores tratamentos segundo as melhores evidências científicas. Veja quanta coisa pode ser feita pelo paciente:

---

[29] Disponível em: https://www.nccih.nih.gov/health/complementary-alternative-or-integrative-health-whats-in-a-name. Acesso em: 17 out. 2021.

- *NUTRIÇÃO* (dietas especiais, suplementos dietéticos, probióticos);
- *PSICOLOGIA* (meditação, hipnose, musicoterapia, terapias de relaxamento);
- *FÍSICA* (acupuntura, massagem, quiropraxia, manipulação osteopática);
- *COMBINAÇÃO: PSICOLÓGICA E FÍSICA* (yoga, tai chi, arteterapia).

Medicamento não é solução para tudo. Até os livros de cardiologia recomendam técnicas de relaxamento como yoga ou tai chi para auxiliar no controle da pressão arterial. A hipnose também contribui para reduzir o estresse e a ansiedade. Há comprovação científica no uso de acupuntura para controle da dor decorrente de diferentes doenças, a massagem para alívio de dores da coluna, e assim por diante.

Mas qual o primeiro passo para cuidarmos de nosso corpo? *Decisão*. E a decisão envolve *escolhas*. Decidir adotar um estilo de vida saudável, protetor da saúde contra doenças. Não podemos alterar ainda nossa genética na prática clínica, mas podemos mudar o estilo de vida. Grande parte de nossas doenças são decorrentes de nosso estilo de vida adotado. A *medicina do estilo de vida* é um dos pilares da medicina integrativa, mas é também um dos pilares da medicina alopática contemporânea para o sucesso terapêutico e uma vida saudável. Nesse sentido, a medicina do estilo de vida, baseada em evidências científicas, mergulha mais profundamente na questão do estilo de vida com técnicas de convencimento, abordagem holística e tempo dado ao paciente. A medicina apressada, das consultas de 15 minutos, não atende a essa necessidade. Nesse aspecto, a *Slow Medicine* (medicina sem pressa) se casa com a medicina do estilo de vida, porque dá tempo ao paciente de se expressar acerca de seu estilo de vida, valoriza as medidas não medicamentosas de modificação de fatores de risco, sem uma aptidão exacerbada para disparar uma prescrição de um medicamento moderno e caro, em dose única, para solução de todos os problemas. É claro que ambas (*Slow Medicine* e medicina do estilo de vida) envolvem dar tempo de consulta atenciosa ao paciente. E é claro que isso não significa dizer que, quando medicamentos são indicados, eles não serão prescritos. Pelo contrário, tanto a filosofia da medicina do estilo de vida quanto a da *Slow Medicine* é baseada em evidências científicas robustas, de modo que os avanços da farmacologia são incorporados ao arsenal terapêutico, sempre que indicados.

A medicina do estilo de vida contempla partes importantes de nossas vidas:

- *SONO;*
- *ATIVIDADE FÍSICA;*
- *NUTRIÇÃO;*
- *DESINTOXICAÇÃO (NÃO FUMAR, NÃO BEBER BEBIDA ALCOÓLICA EM EXCESSO);*
- *BONS RELACIONAMENTOS;*
- *MANEJO DO ESTRESSE.*

Vamos conversar sobre cada um deles, mas antes pacientes e profissionais de saúde precisam considerar que os itens elencados anteriormente influenciam uns aos outros, gerando um círculo vicioso do qual temos dificuldade de sair. O estresse leva a pessoa a perder o sono e ficar acordada até mais tarde. Isso a leva a se alimentar até mais tarde e muitas vezes abusar de álcool para induzir o sono. O álcool à noite engana porque induz o sono, mas altera a arquitetura normal do sono, gerando um sono de qualidade precária. A pessoa acorda cansada e com quilos a mais que podem levar a prejudicar ainda mais a qualidade do sono caso a pessoa se torne obesa e desenvolva apneia do sono. Acorda ainda mais cansada no dia seguinte e não faz exercícios, ficando ainda mais sedentária e obesa. A obesidade é um fator que pode levar a pessoa a sair menos e prejudicar a construção de novos e bons relacionamentos que a levam ao isolamento social. Você já viu isso acontecer a alguém?

Não há uma solução mágica. O médico e demais profissionais de saúde podem, sim, inspirar seus pacientes a encontrar seus próprios caminhos para se libertarem de hábitos de vida que começam a trazer sofrimento e angústia. A mudança precisa de um profissional de saúde que possa fazer uma boa conexão com o paciente. Um trabalho interdisciplinar pode fazer toda a diferença em muitos casos. Por exemplo, um psicólogo que ajude no trabalho de autoconhecimento de alguém que se torna alcoólatra ou joga ou faz compras compulsivamente, a fim de encontrar o melhor caminho, pode salvá-lo da ruína social e financeira. É preciso ajudar a encontrar o caminho. Compartilhar com seus pacientes sua experiência pessoal, familiar ou a de outros pacientes (sem quebrar sigilo médico) pode ajudar a inspirar na busca de soluções. O médico é um inspirador. Melhor não ter uma atitude paternalista. Novamente, é preciso ser fonte de inspiração e dar tempo ao paciente.

Vamos aos tópicos então.

Sono

Embora haja diferenças de uma pessoa para outra, seres humanos precisam dormir 8 horas por noite em média. Algumas pessoas se satisfazem com menor tempo e outras com maior tempo de sono. Isso é normal. É uma necessidade como comer, beber água e respirar. O sono tem recebido pouco valor das pessoas. É preciso revalorizar o sono em quantidade e qualidade. A cultura ocidental da produtividade contempla muita cobrança de nós mesmos. A necessidade de trabalhar e estudar duro nos furta parte do tempo de sono. A energia elétrica nos permite e facilita permanecer acordados noites e madrugadas adentro. A vida moderna apresenta muitas distrações aos seres humanos: filmes e seriados de TV em *streamings*, internet, smartphones, redes sociais. Perdemos a disciplina para dormir. O ocidental de hoje exige de si próprio em meio a toda essa luminosidade artificial das noites, antes mesmo que o patrão ou chefe lhe demande formação, capacitação e produtividade. É a autocobrança para a qual foi educado. É a tempestade perfeita para prejudicar uma necessidade vital na vida de um ser humano: o sono.

A apneia durante o sono dos roncadores não gera somente barulho noturno para quem dorme ao lado, ela gera um estresse interno no organismo que resulta em descarga de adrenalina e cortisol em um período do dia em que não é adequado, prejudicando o ciclo circadiano de vigília/sono e prejudicando o metabolismo de glicose e gorduras à noite. Esse cenário interno caótico do corpo humano aumenta o risco de arritmias, hipertensão e derrames. É importante investir na quantidade e qualidade do sono para viver com qualidade.

Atividade física

Nosso cérebro pode ser um "preguiçoso e astuto sabotador". Se você não fizer a escolha certa na hora que ele lhe diz "Pra que sair de casa fazer exercício a essa hora?", você optará pela preguiça. Talvez, ele o convença todos os dias, ou na maioria dos dias, fazendo com que você adote um comportamento sedentário prolongado durante as semanas, meses e anos. Cabe a cada um se imbuir de motivação para "contrassabotá-lo" saudavelmente, em benefício de sua saúde mental, cardiovascular, metabólica e osteomuscular, além de prevenir o câncer e a demência. O assunto é tão importante que estudantes de Medicina e de outras áreas da saúde deveriam ter muitas horas-aulas acerca de atividade física e exercício durante a formação.

Primeiramente, é preciso compreender a diferença entre "comportamento sedentário", "sedentarismo", "inatividade física", "atividade física", "exercício físico" e "aptidão física". *Comportamento sedentário* é aquele em que há baixo gasto de energia em uma postura em que os grandes grupos musculares tenham pouco ou nenhuma sobrecarga, tal como ficar sentado à frente da TV ou do computador ou ouvir música sentado, ou estar sentado em algum meio de transporte próprio ou público para chegar ao trabalho ou à escola. Muito do comportamento ocidental de nossos dias está associado às atividades escolares, acadêmicas e ao tipo de trabalho exercido. O *sedentarismo* é a falta de realização de atividade física moderada ou intensa por pelo menos 150 minutos por semana. A *inatividade física* é a ausência de prática de atividade física. *Atividade física* é qualquer movimento do corpo que demanda gasto de energia ao sair de uma situação de repouso, logo, fazemos atividade física ao arrumar a casa, subir e descer escadas, passear com o cachorro, passear pedalando uma bicicleta e outras atividades de nosso cotidiano que deixam você ainda classificado como pessoa sedentária (basta conferir a definição de sedentarismo anterior). A boa notícia é que acumular horas de atividade física também está associado à redução de risco de desenvolvimento de doenças crônicas como diabetes, hipertensão, câncer — se você for mulher, avise isso a seu marido para ele se proteger de doenças crônicas também. *Exercício físico* é definido como um subtipo de atividade física que consiste de movimentos corporais planejados, estruturados e repetidos com vistas a manter a aptidão física. Mas o que é *aptidão física*? É um conjunto de atributos (força e resistência muscular, flexibilidade, saúde em geral) que uma pessoa apresenta ou desenvolve que lhe permite praticar atividades físicas em seu cotidiano. Esses atributos dependem da genética e dos hábitos de atividades físicas de cada um. A outra boa notícia é que a aptidão física pode ser desenvolvida e traz benefícios para a saúde e a qualidade de vida em qualquer idade. Sim, eu disse em qualquer idade. Nunca é tarde.

Na verdade, quase metade da população brasileira (47%) não pratica alguma atividade física nos níveis recomendados pela OMS. Um estudo da UFF, apresentado pelo professor e pesquisador em economia Marco Antonio Vargas em seminário sobre efeitos da atividade física na saúde na Câmara dos Deputados do Congresso Nacional brasileiro, estimou que, em 2019, as doenças crônicas não transmissíveis ocasionaram um custo de cerca de R$1,68 bilhão em internações no SUS e, desse total, R$290 milhões seriam decorrentes de inatividade física[30]. A inatividade física está associada a maior risco de doenças crônicas não transmissíveis, como diabetes, doenças isquêmicas do coração (angina, infartos), hipertensão, doenças cerebrovasculares e câncer de mama. Quanto trabalho e investimento pode ser aplicado na prevenção dessas doenças por meio de políticas públicas de promoção de uma vida fisicamente ativa, conforme podemos contemplar nesses dados.

Exercício físico **reduz** a mortalidade global (mortalidade geral ou por todas as causas) em 33%, mortalidade cardiovascular em 35%, risco de hipertensão em 32%, risco de diabetes em 42%, risco de certos tipos de câncer, e **aumenta** a probabilidade de se ter um envelhecimento saudável.

Embora sejam citados efeitos indesejáveis do exercício de alta intensidade para o sistema circulatório, não há evidência científica contundente ou definitiva para isso. Uma avaliação médica prévia e a orientação e o acompanhamento por um profissional da Educação Física contribuem para prevenir infortúnios e lesões. Mas se for jovem e gozar de excelente saúde, ficar parado, sedentário, é um caminho aberto para o desenvolvimento de doenças crônicas.

As pessoas não têm ideia do bem que um educador(a) físico(a) pode trazer à vida delas. Um treinamento consistente de 5-10 minutos de aquecimento, seguido da prática do exercício ou esporte desejado e planejado, e complementado por mais 5 a 10 minutos de volta à calma e mais uma fase de flexibilidade (alongamento) na maioria dos dias da semana precisa fazer parte da vida de todas as pessoas que desejam ter uma vida saudável em todas as fases da vida. Eu diria que poder fazer isso é que é ter sucesso na vida.

---

[30] Disponível em: http://www.camara.leg.br/notícias/806112-pesquisadores-apontam-impacto-da-falta--de-atividade-física-nos-gastos-com-a-saude/. Acesso em: 12 nov. 2022.

Imagine você tomar um medicamento que melhora a memória e o raciocínio, previne demência, doenças circulatórias e câncer; ao mesmo tempo que melhora o funcionamento do intestino e previne o declínio da funcionalidade nas atividades de vida diária. E que a eficácia e a segurança desse medicamento foram comprovadas por meio do método científico com evidências robustas para utilização individual e coletiva. Esse medicamento excepcional é o exercício físico.

Nutrição

Nestas últimas décadas, conheci muitas dietas da moda para emagrecer. Vi muitas pacientes que seguiam períodos de dietas aprendidas em livros que prometiam milagres. Certa vez uma paciente me mostrou a "coleção de dietas" às quais havia se submetido durante algumas décadas. Alguns pacientes atingiam seus objetivos e depois voltavam a ganhar peso novamente. Era o "efeito sanfona". É preciso uma mudança permanente de comportamento alimentar sem a promessa de milagres para uma vida nutritiva saudável que passa pela psicologia da alimentação.

O quitandeiro no caminho entre sua morada e seu trabalho, ou outro local que frequente regularmente, é o melhor amigo de sua saúde. (*Viva o quitandeiro!*). A escolha entre uma dieta aterogênica (a que aumenta o risco de aterosclerose) e uma dieta protetora é pessoal. Uma nutrição adequada com a menor quantidade de sal, açúcar e gordura animal possível — além de uma hidratação adequada — é fundamental para uma boa saúde. Uma regra prática é evitar produtos industrializados e ultraprocessados, assim como bebidas artificiais adocicadas. Todos esses alimentos e bebidas contêm corantes químicos e sal para conservação. Todos os estudiosos do assunto recomendam mais verduras, legumes, frutas, grãos, raízes e menor quantidade de gordura animal, sal e açúcar na alimentação diária, mas a escolha é sua.

O slogan "Descascar mais, desembalar menos" é um dos mais inteligentes para nossos dias: reduz o risco cardiovascular e aumenta a atividade de seu intestino... Ah, esse órgão chamado intestino! Parece um amigo que nos acompanha no decorrer da vida, de bem ou de mal, com vontade própria. Ajuda e, às vezes, atrapalha. Mas nos acompanha até o fim. Ele tem necessidade de fibras, água, atividade física. Bem, a vida precisa acontecer, e seu intestino também... e regularmente, como você sabe.

Desintoxicação

Está absolutamente claro a todos que o hábito de fumar traz prejuízos avassaladores para a saúde de quem fuma e de quem está próximo. São muitos estudos publicados. A comprovação está nos hospitais, nos centros cirúrgicos e nos consultórios médicos também. Portanto, é um hábito que resulta em um vício perturbador que deve ser evitado ou abolido da vida dos seres humanos.

Há uma frase célebre do médico, político e filósofo árabe Avicena (980-1037), nascido no Turquistão do século 10: "*O vinho é o amigo do moderado e o inimigo do beberrão*". Hoje há muitos apelos para o uso de bebida alcoólica na vida social, nos filmes, nas novelas, nos bares e restaurantes, nas ruas, inclusive com grande marketing acerca dos benefícios de seu uso moderado. Mas o que é o uso moderado? Fala-se em 147 mililitros (mL) de vinho, ou uma taça para a mulher e até duas taças para o homem adulto, ou duas latas de cerveja ou uma dose de uísque diariamente. Mas quem bebe somente essa quantidade regularmente? Quem bebe uma ou duas doses de uísque ou duas latinhas de cerveja no máximo? Poucos. É preciso ser franco. A grande maioria ultrapassa esse nível de consumo. Basta observar em volta e observar-se a si mesmo.

Bons relacionamentos

É frequente pessoas em fim de vida relatarem que uma das melhores coisas da vida são seus bons relacionamentos. O isolamento social está associado a maior risco de depressão e mortalidade cardiovascular. Notem: eu disse que aumenta o risco de mortalidade cardiovascular! Não perca tempo. Vá e faça amigos, amigos verdadeiros, nas igrejas, na vizinhança, em clubes, associações ou cursos. Procure aqueles possivelmente esquecidos e faça novas amizades. Os bons relacionamentos sociais também aumentam nosso suporte emocional em momentos difíceis e melhoram nosso suporte social em momentos de perda de autonomia e independência por causa de doenças ou fragilidade.

Manejo do estresse

Saber lidar com o estresse e saber relaxar é uma arte que precisa ser aprendida e exercitada. Tive um amigo que dizia: "O que mata é aporrinhação". Há um fundo de verdade; mas, de fato, o que faz mal e mata é a forma como reagimos ao estresse. O estresse faz aumentar a liberação de adrenalina, cortisol e de citocinas pró-inflamatórias que podem resultar em infartos, derrames, perda da quantidade e qualidade de sono, senão da vida. Cada um de nós deve identificar e evitar as situações estressantes da vida. A forma como reagimos ao estresse realmente pode matar.

Os estudantes de Medicina vivem sobrecarregados por testes e provas, além de ter de controlar a tensão emocional de ver pessoas doentes e manter alto desempenho na busca incessante da excelência profissional. Não é incomum ouvirmos relatos de suicídios entre alunos e médicos jovens e mesmo entre os mais experientes no decorrer dos anos. A visão da fragilidade de nossos pacientes nos torna conscientes de nossa própria fragilidade — essa é uma realidade. Isso não é pouca coisa. Precisa ser trabalhado na mente, sem o desenvolvimento de estratégias de defesa do tipo "distanciamento" ou de "perda de empatia" que tornam o médico frio, desumano e, muitas vezes, intratável. Segundo reportagem da *Gazeta do Povo* de 14/07/2017 (atualizada em 27/04/2018), entre março e abril, houve seis relatos de tentativas de suicídio entre alunos da Universidade de São Paulo (USP), uma das mais importantes instituições formadoras de médicos e doutores em Medicina do Brasil e da América Latina. Na mesma reportagem de Murilo Basso, conforme dados da American Medical Association (AMA), os estudantes de Medicina têm cinco vezes mais chances de apresentarem tendências suicidas. De acordo com dados coletados em 43 países, cerca de 11% apresentam tendências suicidas e 27% tiveram quadros de depressão ou sintomas depressivos. Esses dados precisam ser considerados pelas instituições de ensino.

A síndrome de *burnout* (ou "síndrome do esgotamento") é um estado de fadiga ou frustração causada pela devoção a uma causa que deixou de produzir uma recompensa esperada. "Uma síndrome de exaustão emocional, despersonalização..." a que médicos e profissionais de diversas áreas estão sujeitos.

A saúde e a qualidade de vida estão intimamente associadas a esses fatores, e não exclusivamente ao sucesso e produtividade profissional. No livro *A Sociedade do Cansaço*, o filósofo escritor sul-coreano e germânico Byung-Chul Han chama nossa atenção para a pressão que nós aprendemos e fazemos sobre nós mesmos, cobrando produtividade desumana até ficarmos doentes (depressão, síndrome de *burnout*, transtornos de personalidade, ansiedade). Devemos, neste século, repensar nossa relação com o trabalho. Devemos repensar o que vale a pena na vida. (Seu trabalho vale sua vida?). Quem trabalha e precisa pagar contas sabe a resposta rápida. Mas saber o quanto nossa cultura local incutiu em nossas cabeças necessidades "fabricadas" que acabam por desequilibrar nosso ser é fundamental. O indivíduo não pode ter uma vida relacionada somente a trabalho e produtividade com detrimento das relações de família, de amizade e de lazer.

Todas as técnicas de relaxamento ajudam no controle do estresse: yoga, tai chi, meditação são recomendados por nossos livros de cardiologia. Psicoterapia com profissional habilitado é uma ferramenta poderosa. E como existem técnicas para lidar com o estresse e seus consequentes prejuízos! Todas essas técnicas são melhores que a decisão de tomar medicamentos, bebidas, tabagismo ou uso de drogas para relaxar, porque estas, sim, trazem prejuízos para a saúde, embora recompensem nosso cérebro — enganosamente — de maneira provisória. É muito importante quebrar a associação que se faz entre boa comida e boa bebida, entre o cafezinho e o hábito de fumar. São associações enganosas que contribuem para sabotar nossos planos de hábitos saudáveis: é a autossabotagem.

Todo mundo que lê este capítulo percebe imediatamente que todos esses pilares da medicina do estilo de vida fazem muito bem à saúde. Mas é preciso ter certa disciplina e força de vontade. É preciso haver equilíbrio na vida. Equilíbrio entre trabalho e vida pessoal. O trabalho pode assumir proporções que desequilibram a vida pessoal e familiar. Uma parada para reflexão acerca do que vale a pena na vida ou uma mudança de pensamento, mesmo na correria do cotidiano, para viver uma vida melhor e mais saudável que realmente valha a pena. Eu disse que é difícil sair desse círculo vicioso na vida contemporânea. Mas não é impossível. É preciso construir algo novo para mudar, uma vida nova. A cultura de alto consumo como recompensa e de produtividade excessiva ao estilo "custe o que custar" não nos deixa perceber por que deixamos de ouvir o silêncio, como escreve Alexandre Coimbra no livro *A exaustão no topo da montanha*. É preciso ter motivação e coragem para mudar hábitos. O melhor motivo é ter uma vida de melhor qualidade.

Aqui cabe um adendo: é interessante a investigação científica do pensamento humano quando se trata de hábitos e mudanças de hábito.

O hábito caracteriza-se por: 1. *repetição* (frequentemente repetido no cotidiano); 2. *contexto semelhante de quando realizado* (repetimos o mesmo café da manhã nos dias da semana, seguimos o mesmo trajeto para o trabalho, comemos um doce após o almoço, bebemos água ou outra bebida alcoólica ou não alcoólica após o almoço, por exemplo); 3. *recompensa* (prazer do paladar de um doce ou chocolate, prazer das endorfinas após uma sessão de exercícios, por exemplo). O hábito está fortemente associado ao sistema 1 de nosso raciocínio — o automático —, descrito no capítulo referente ao raciocínio dos médicos. O mesmo que usamos quando pegamos o elevador para descer até a portaria, mas se o elevador para antes em outro andar já começamos a sair pela porta (já deve ter acontecido com você algumas vezes); ou quando dirigimos um carro, observamos que já estamos em algum lugar e nem percebemos que já passamos por outros previamente ou, depois de alguns anos sem andar de bicicleta, percebemos que ainda sabemos nos equilibrar na ciclovia.

Pelo hábito, não pensamos ou refletimos muito acerca de vantagens e prejuízos. Somos rapidamente enganados pelo sistema 1 para se ter a recompensa imediata. Esse sistema 1 é rápido, enquanto o sistema 2 (analítico, reflexivo) é lento e facilmente sobreposto pelo sistema 1. O *eu-automático* acaba ganhando do *eu-consciente*, reflexivo, analítico, pela alta velocidade do sistema 1 e pelo oferecimento de recompensa imediata (é covardia desse sistema 1 mesmo!).

O problema maior ainda é que o hábito pode virar um vício. Começam as associações: a boa comida pede um bom vinho, o café pede um cigarro depois, a temperatura elevada pede uma cerveja, a baixa pede uma bebida destilada — para piorar, as temperaturas quentes se prolongam no Hemisfério Sul, as frias no Hemisfério Norte —, o futebol na TV pede uma bebida alcoólica durante o jogo e daí por diante. É bom ativar seu sistema 2 para cortar essas associações enquanto há tempo.

A coisa mais difícil da vida é mudar hábito ou se livrar de um vício. Quando o ser humano pensa em mudar hábitos de vida ou se livrar de um vício, existem fases como as elencadas pelo modelo *Transteórico de Mudança Comportamental*, apresentado por Prochaska *et al.* em 1982. Veja se isso já aconteceu com você alguma vez.

Estágios:

- *Pré-contemplação:* não reconhece que precisa realizar uma mudança. Irrita-se com a insistência externa para que mude e encontra-se em um *status quo*;
- *Contemplação:* encontra-se ambivalente. Reconhece que precisa realizar uma mudança de hábitos, não a faz porque acha difícil e ainda sente a recompensa de não mudar;
- *Preparação:* tomou a decisão de mudar, sente-se motivado, mas ainda não realizou a mudança na prática. Apenas planejou os passos para realizá-la;
- *Ação:* está atuando ativamente na mudança, com motivação, ainda muito no início e com certa dificuldade;
- *Manutenção:* já automatizou a mudança, apenas precisa trabalhar para mantê-la (é a manutenção do sucesso). Imagine que você adquiriu o hábito de acordar mais cedo para se exercitar todas as manhãs e sente falta quando não pode em determinado dia fazer exercício. Isso significa que você adquiriu o bom hábito e que ele está em seu sistema 1 — automático. Que legal! O sistema 1 trabalhando para o seu bem, a seu favor. Você descobre que isso é possível.

Não acontece sempre de maneira linear de um estágio a outro, mas é frequente. Você também pode avançar de um estágio a outro rompendo o "círculo vicioso" e gerando um "círculo virtuoso". Mas também pode regredir de um estágio a outro e ainda a outro ou outros lançando-se novamente no "círculo vicioso" do qual nunca consegue se livrar sem ajuda profissional. A decisão — ou escolha — é sempre sua: pessoal.

Algumas doenças de alta prevalência em algumas faixas etárias surgem e evoluem silenciosamente antes de sua manifestação. Um nódulo de um câncer de mama, por exemplo, é palpável quando maior que 1 centímetro, mas a mamografia, um exame desconfortável, pode detectá-lo com diâmetro inferior a 1 centímetro. A ultrassonografia é apenas um exame complementar à mamografia. Idealmente, como parte de suas escolhas e decisões sábias para gozar de saúde e qualidade de vida por mais tempo, você deve incluir uma visita a um médico de confiança em momentos de plena saúde (sim, eu disse em momentos de plena saúde!), sobretudo para seguir as recomendações, baseadas nas melhores evidências científicas disponíveis do momento para sua faixa etária. Por exemplo, pesquisar alterações de glicemia e perfil lipídico a partir dos 35 anos de idade, realizar colonoscopia a cada cinco anos a partir dos 50 anos de idade, fazer autoexame das mamas, fazer mamografias a partir dos 40 anos, consulta e dosagem de PSA com urologista a partir dos 50 anos se não tiver história familiar de câncer de próstata ou a partir dos 40 anos se a tiver. Mas é importante saber que as recomendações podem ser alteradas pelo médico assistente, conforme o histórico pessoal e familiar de doenças, sintomas, hábitos de vida e até a intuição do médico que conhece você e sua família.

A medicina contemporânea (essa apressada!) prejudica essa abordagem por parte de médicos que atendem sob pressão do cronômetro, sobretudo os que atendem por meio de seguradoras de saúde. Mas este é um dos aspectos mais importantes de uma consulta médica: a educação continuada dos pacientes baseada em evidências científicas acerca de hábitos e estilo de vida. O médico deve dar tempo ao paciente para informar e discutir essas modificações do estilo de vida mostrando as relações entre os hábitos e os benefícios dessas atitudes modificadoras fundamentadas em evidências científicas. É importante empoderar seu paciente com estratégias para executar essas modificações. O paciente deve ser estimulado a ser proativo nessas decisões relativas à própria saúde. O médico deve dividir essa responsabilidade com o paciente de modo amigável, compreensivo, parceiro, sem paternalismo, estimulando a autogestão e responsabilidade sobre a saúde.

Quando escrevo estas linhas, ora parece que escrevo para estudantes e profissionais de saúde, ora para pacientes. Na verdade, escrevo para todos nós igualmente. Ora somos aprendizes, ora somos profissionais da saúde, ora somos pacientes, corroborando o ditado popular: "*De médico e louco, todos temos um pouco*". Se hoje você é um médico, amanhã poderá ser um paciente.

A doutora Victoria Sweet, no livro *Slow Medicine*, fala de três doutores necessários em nossas vidas: *Dr. Diet, Dr. Quiet, Dr. Merryman*[31]. Cada um deles faz recomendações oportunas para nossas vidas corridas

---

[31] Em tradução livre: Dr. Dieta, Dr. Tranquilidade e Dr. Alegria.

e tumultuadas dos dias atuais. Coisas que cada um de nós, médicos e pacientes, precisamos para uma vida saudável e de boa qualidade.

De um site francês que propõe uma solução interessante para nossos problemas, sejamos pacientes ou profissionais da saúde:

> **La solution est en vous.com**
> — *Qu'allez vous faire pour vous reposer ce weekend?*
> "*Le corps a besoin de repos*
> *L'esprit a besoin de paix*
> *Et le coeur a besoin de joie*".[32]

Simples assim. Pode recomendar! (E seguir!)

---

[32] Em tradução livre: "A solução está em você / — O que você vai fazer para descansar neste fim de semana? / 'O corpo precisa de descanso / O espírito precisa de paz / E o coração precisa de alegria'".

16

CORAGEM E DETERMINAÇÃO DE ALGUMAS PESSOAS

Aprendemos muito com os pacientes que atendemos. Lições de vida. Alguém que você conhece e admira há mais de 20 anos quando ele contava apenas 69 anos de idade com grande vitalidade para caminhadas, passeios, exercícios físicos, e agora, aos 89, caminhando com a prestimosa ajuda da filha (também idosa), com um corpo envelhecido pelo tempo e doenças, ensina-nos a brevidade da vida, a necessidade de se aproveitar os dias sem pensar demais no futuro, e a coragem que os pacientes adquirem para enfrentar dias difíceis quando não há perspectiva de cura ou de inversão do quadro. E, apesar disso, ele jamais deixa de lhe agradecer por tudo que você fez e faz por ele. E quantos outros estão por aí enfrentando condições difíceis no dia a dia com uma coragem que indagamos se a teremos algum dia.

Há a beleza do exemplo de filhos, netos, sobrinhos e cônjuges que abdicam de prazeres da vida por amor a seus entes queridos e se dedicam de modo extraordinário aos parentes em uma prova de que o amor é um sentimento que molda o comportamento humano e leva pessoas a fazer coisas que, se a filosofia não explica, o amor entre pessoas e o amor divino pode explicar.

Paul McCartney escreveu a letra de *"When I'm 64"* ("Quando eu tiver 64 anos"), uma balada gostosa, de ritmo agradável, em 1967, quando era um jovem artista da banda Beatles. A canção consta do álbum revolucionário para a indústria fonográfica chamado *Sargeant Pepper's Lonely Heart Club Band*. A letra diz o seguinte:

> *"When I get older*
> *Loosing my hair*
> *Will you still need me?*
> *Will you still feed me?*

*When I'm 64".*³³

Bem, aos 27 anos de idade, nos anos 1960, Paul preocupava-se com a idade de 64 anos. Hoje pessoas de 64 anos são pessoas jovens para o padrão de quem tinha 64 anos nos anos 1960, a maioria já muito envelhecida nessa idade. Nos dias em que escrevo, ele passa dos 70 anos e é uma máquina humana de produção e de geração de empregos no campo das artes musicais e do *show business*. Mas ele faz com prazer.

Há a beleza dos que não desistem jamais. No consultório, nos livros ou na mídia. Não importa. Pierre-Auguste Renoir ficou famoso por seu talento e por suas telas que refletiam a alegria de viver bons momentos no campo, na cidade, nos encontros, nos bailes das tardes de domingo ao ar livre do *Moulin de La Galette*, já tendo perdido um filho para a Primeira Guerra Mundial (1914-1918), muito idoso e com sequelas avançadas de artrite reumatoide, sentado na cadeira de rodas e com pincel adaptado às sequelas da artrite, seguia pintando suas obras ao ar livre, não sem a ajuda de pessoas que o queriam bem, e produtivo até quando possível em um tempo em que não havia os avançados tratamentos para doenças reumatológicas como nos dias atuais. Este é um dos objetivos da medicina geriátrica: manter o idoso com a melhor qualidade de vida possível, preservando sua funcionalidade, autonomia e independência.

Clint Eastwood, ator e diretor, surpreende-nos e agrada ao lançar um filme (*Macho Cry*) aos 91 anos de idade em 2021. Esta é a missão do médico: prevenir, amenizar e curar doenças, além de manter a funcionalidade de pessoas para que possam desenvolver suas potencialidades e ter qualidade de vida e bem-estar físico, psíquico, social e espiritual, ora em atuação individual, ora — muitas vezes — em atuação interdisciplinar. Meu aplauso à geriatria e à gerontologia!

---

³³ Em tradução livre: "Quando eu estiver mais velho/ Perdendo meus cabelos/ Você precisará de mim?/ Você me alimentará quando eu tiver 64 anos?".

17

COMO VISITAR UM PACIENTE NA UTI: OS TRÊS ANDARES

Da próxima vez que visitar um paciente ou amigo em uma UTI, tenha uma visão mais detalhada do que você vê. Aprenda a sistematizar seu olhar sobre o paciente e os diversos aparelhos, tubos e cateteres que você vê no entorno ou penetrando o paciente. Essa dica é boa para você, para estudantes e jovens médicos em treinamento nas UTIs e UCIs.

Pacientes internados em setores de terapia intensiva são pacientes complexos. O avanço tecnológico permitiu colocar diferentes aparelhos eletrônicos nessas unidades e aumentou muito a sobrevida dos pacientes. Eu não me recordo com quem aprendi uma técnica de sistematização do olhar para cada paciente internado, mas procuro passar essa técnica aos estudantes que fazem estágio comigo nesses setores. Essa técnica pode ser útil ao leigo quando visita um parente em uma dessas unidades para melhor visualizar e entender o que está sendo feito na abordagem de seu ente querido, assim como para médicos de outras áreas da medicina que precisam visitar parentes ou amigos internados.

Você precisa sistematizar seu olhar, sua observação do paciente no leito de UTI. Observe-o a uma certa distância primeiramente. Divida sua observação em três andares. O andar do meio é o paciente em si. Preste atenção nele e colete os seguintes dados: ele está desconfortável no leito? Agitado? Ele esboça uma face de dor? Respira com dificuldade? Está pálido? Sudoreico? Está respirando com aporte de máscara de oxigênio ou tubo? Há uma sonda para alimentação? Pronto. Até aqui você reuniu um bom conjunto de informações. Em seguida, observe o andar de cima: o monitor, as bombas infusoras e o aparelho de ventilação mecânica. No monitor, você verificará a pressão arterial, a frequência cardíaca, o ritmo cardíaco (regular ou irregular?), a saturação de oxigênio (isso reflete a quantidade de oxigênio no sangue), a frequência respiratória e até a temperatura do paciente (febre?). Se o paciente estiver com um cateter inserido em uma de suas artérias, aparecerá a pressão arterial modificando-se batimento a batimento, a máxima (sistólica) e a mínima (diastólica), além da pressão arterial média (P.A.M.) abaixo destas. Outras medidas poderão estar presentes no monitor de acordo com a quantidade de cateteres nos vasos do paciente. Nesse mesmo andar, as bombas infusoras ou os frascos de soro indicarão as drogas que estão em infusão contínua: sedativos (Fentanil? Midazolam? Propofol?), drogas vasoativas (Dobutamina? Milrinona? Noradrenalina?), vasodilatadoras (Nitroglicerina? Nitroprussiato de sódio?) ou outras. Ainda nesse andar, na verdade, na mesma altura do paciente, mas é bom separar e considerar como sendo o andar de cima, pode estar um aparelho de ventilação mecânica (respirador) que, se estiver acoplado ao paciente, exibirá os parâmetros de ventilação como modo respiratório (PCV ou PSV), fração inspirada de oxigênio (FiO_2) e outros. Então você tem mais um conjunto de dados importantes para o paciente. Por último, observe o andar de baixo. Há um frasco coletor de urina? Qual a coloração da urina? Clara? Muito concentrada? Sangue na urina (hematúria)? Há outros frascos ligados a drenos? Qual o aspecto do líquido drenado?

    Essa técnica de sistematização do olhar ajuda o estudante ou jovem médico ou você, visitante, a ter uma visão mais ampla de cada paciente internado em uma UTI e evita idas e vindas ao leito por esquecimento de alguma observação importante. Essa é uma observação inicial do(s) doente(s). Uma avaliação mais completa por parte do médico ou profissional de saúde envolve a retirada dos lençóis para verificação dos acessos venosos e arteriais, localização de onde os drenos penetram a pele e restante do exame físico do paciente. Sistematize seu olhar.

18

NÃO CONFIE EM SUA MEMÓRIA: ANOTE

É importante não dar oportunidade aos lapsos de memória. Eles prejudicam muito o atendimento e aumentam o risco de iatrogenia. O que é "iatrogenia"? O médico lhe prescreve um medicamento, e o medicamento lhe faz mal.

— O senhor trouxe a receita?
— Não, mas eu sei tudo de cabeça. O senhor pode perguntar.
— Quais medicamentos o senhor utiliza regularmente?
— Eu tomo aquele de pressão que o senhor passou...
— Qual?
— Aquele, doutor.
— Qual o nome?
— Um comprimidinho amarelinho, desse tamanho assim..., amarelinho não... branquinho. Amarelinho é o outro.
— Você o toma quantas vezes ao dia?
— Duas. De manhã e à noite.
— Sei. Mas é de quantos miligramas?
— Ah! Agora o senhor me pegou...

Esse é o diálogo mais frequente nos consultórios médicos. Ele ilustra o quão importante é levar a última receita e, especialmente, levar os medicamentos em uso às consultas ou tê-los à mão nas consultas presenciais ou por telemedicina. Anote-os também. Procure gerenciar você mesmo sua medicação. Quer ver eu ficar preocupado com alguém quanto ao risco de Alzheimer? É quando pergunto pelos medicamentos, e ele ou ela responde: "Quem sabe é minha esposa (ou meu marido)". É preciso disciplinar o cérebro, exercitá-lo na administração dos medicamentos que tomamos no dia a dia.

    Pensamos que lembramos de tudo, mas esquecemos. E quando você não lembra de todas as cirurgias a que foi submetido, não sabe os anos das cirurgias, os medicamentos que lhe fizeram mal ou lhe causaram alergias? São muitas informações que são perdidas no decorrer dos anos. É importante escrever um relatório de todos os seus problemas de saúde, incluindo sua história familial de saúde. Isso o ajudará muito na próxima consulta até que prontuários eletrônicos estejam disponíveis desde a infância. Mas, mesmo assim, eles precisam ser organizados pela ação humana para que as informações pertinentes sejam facilmente localizadas. Portanto, anote!

19

O EXERCÍCIO DA PACIÊNCIA: SEMPRE SAÍ GANHANDO QUANDO CONSEGUI

Como em um filme de Fellini (1920-1993), o cotidiano do exercício da medicina pode se configurar como uma luta da brutalidade e ignorância contra a delicadeza. O médico precisa buscar sempre estar ao lado da delicadeza. A brutalidade e a ignorância estão ao lado de doenças avassaladoras para o paciente. Outras vezes, pacientes com outros problemas sociais ou psiquiátricos, imbuídos de brutalidade, impaciência e ignorância, precisam ser contrapostos com a delicadeza e paciência possíveis. É um exercício nem sempre bem sucedido.

Tive alguns pacientes que viraram meus amigos verdadeiros depois de um primeiro contato de animosidade, especialmente após espera longa para ser atendido. Depois de certo embate, explicação pausada e sincera, olho no olho, a maioria desses pacientes se acalma e conseguimos dar um atendimento de qualidade. E aqui está o segredo: um paciente que o aguarda longamente merece o melhor atendimento possível dentro de um contexto de medicina sem pressa (*Slow Medicine*). Depois de explicação sincera e de um bom atendimento "ao estilo *Slow Medicine*", passei a ter um bom amigo em minha torcida, assim como passei a receber presentes, nem que fosse uma pequena quantidade de bombons, após cada consulta por muitos e muitos anos como uma forma de pedidos repetidos de desculpas sinceras e de manifestação de gratidão e amizade.

O exercício da paciência traz benefícios para ambos os lados: profissional de saúde e paciente. Sempre saí ganhando quando consegui ter paciência: um amigo, um cliente, um presente e/ou um bombom. Além de muitas indicações de outros pacientes, com a ressalva: "Ele pode demorar um pouco para atendê-lo, mas espera que vale a pena".

Mas eu já perdi a paciência? Sim, claro. Não nasci perfeito. Certa vez, repassava notícias acerca de um paciente muito grave internado em UTI a seus familiares e amigos. Uma pessoa me questionava persistentemente sem a menor cordialidade — na verdade, com uma indelicadeza policialesca. Aquela dos romances policiais. Logo eu que era reconhecido pela paciência e capacidade de explicar aos visitantes leigos a situação de seus parentes, e era solicitado por estudantes a acompanhar o momento da passagem de informação aos visitantes para que eles aprendessem a fazê-lo no futuro. Mas não fui perfeito a vida inteira em todos os momentos. Eu já perdi a paciência também. E saí perdendo, claro! Há sempre prejuízo quando não conseguimos manter a paciência com as pessoas. Felizmente, nesse dia não havia alunos me acompanhando. Uma técnica de enfermagem de um serviço de outro município chegou como se portasse um pedaço de pau e um balde de pedras para abordar o médico que lhe desse informações. Eu respondia aos questionamentos dela, mas ela me abordava de modo a eu me sentir alguém que não fazia a coisa certa em nenhum momento. Eu acabei perdendo a paciência e disse a ela que estava lhe respondendo com o máximo de atenção e educação, e que ela falasse com educação e respeito. Perdi a paciência mesmo.

Bem, ela partiu irada comigo e nunca mais a vi. Nunca mais retornou para visitar o paciente. Uma amiga dela me disse que a tinha convidado porque ela era da área de saúde e talvez ela pudesse ajudá-la a compreender tudo que eu dissesse sobre o paciente internado. Depois de meu desabafo, eu me senti tão mal pelos próximos dias. Infelizmente.

Por que eu perdi a paciência? Não sei. Aconteceu. Tive dias de arrependimento, perdi a possibilidade de ter contemporizado e convencido a pessoa de que era possível conversar com educação e delicadeza. Talvez tivesse sido possível até nos tornarmos amigos como acontecera em outras vezes em que eu consegui manter a paciência até o final. Aconteceu. Não fui perfeito. Acontece com muita gente.

Juvêncio contava seus 81 anos de idade. Após 52 anos de casamento, ele estava viúvo há exatos cinco dias. Soube do falecimento de Maria, sua finada esposa, por meio de um dos familiares e alguns médicos do hospital particular. Tratei do casal durante 15 anos. Ele tinha apenas uma hipertensão leve, mas ela tinha doença de Alzheimer moderada, diabetes, enfisema, doença coronariana e arritmia cardíaca. Cheguei de uma viagem e telefonei para manifestar minhas condolências ao viúvo.

— Alô — respondeu uma voz rouca masculina.

— Alô. Juvêncio?

— Sim.

— Doutor WB falando. Soube do falecimento de Maria. Já soube tudo o que aconteceu. Sei o quanto você cuidou bem dela durante todos esses anos de doença. Estou lhe telefonando pra dizer que lamento muito e expressar meus sentimentos nesse momento difícil pra você.

Juvêncio me agradeceu e, não resistindo à emoção, chorou muito ao telefone. Chorou muito mesmo. "Uma dor do tamanho do mundo", disse ele. Como eu me compadeci do sofrimento dele! Apenas não senti sua dor porque não posso e não devo sentir as dores de meus pacientes e familiares, o que nem sempre é possível. De outra forma, estaria doente também. Nesse caso, minha sensibilidade foi tocada e me coloquei no lugar dele empaticamente. Eu quase chorei também ao telefone, tamanho era o sofrimento do luto tão recente.

Nós já estávamos nos despedindo na ligação telefônica quando ele se lembrou de algo que desejava me perguntar e me interrompeu:

— Ah, doutor. Posso só lhe fazer uma pergunta?

— Sim, claro.

— Eu posso continuar usando Viagra?

— Hã? Sim, pode. Pode, sim — respondi embaraçado.

— Obrigado. Boa noite, doutor.

— Boa noite.

20
FALHAS DE COMUNICAÇÃO E PREVENÇÃO DE CONFLITOS

No setor de emergência de um grande hospital da região metropolitana do Rio de Janeiro

— O senhor me garante que meu pai ficará bom, doutor?
— Quem dá garantia é a Casas Bahia[34] — respondeu o médico.
— O senhor é um BABACA, DOUTOR!

A medicina é arte e ciência ao mesmo tempo. Mas a medicina não é uma ciência exata. Ela se baseia em probabilidade. Por isso, não podemos dar garantias absolutas aos pacientes e familiares na maioria das vezes. A medicina é comunicação também. No afã de aprender ciência, não se pode esquecer de aprender habilidades de comunicação. E sempre dentro da verdade para não gerar falsas esperanças; todavia, esperança verdadeira não deve ser negada aos pacientes e a seus familiares. Falhas de comunicação podem gerar desconforto e conflitos.

Na UTI neonatal de um grande hospital

Camila estava triste por ter seu filho ainda internado na UTI com uma sonda nasoenteral que passava pela narina esquerda para alimen-

---

[34] Uma grande rede de lojas de eletrodomésticos e móveis para o lar atuante no Brasil com forte propaganda na TV.

tação do bebê prematuro. Ele ainda não conseguia fazer uma sucção eficaz para se alimentar somente mamando normalmente como toda criança. Ela perguntou ao médico da UTI:

— Doutor, por que meu filho continua com esta sonda no nariz?
— Você quer que seu filho morra de fome?
— Não, doutor.

Saber se comunicar é habilidade fundamental para o profissional de saúde. Há formas diferentes de se dizer a mesma coisa. Há coisas que não devem ser ditas. Geram um desconforto desnecessário em quem já está sofrendo. Assisti a uma palestra do doutor Roco logo nos primeiros anos de faculdade na Academia Nacional de Medicina, ali nas redondezas da Santa Casa de Misericórdia do Rio de Janeiro e do aeroporto Santos Dumont, sobre obstetrícia. Ele disse algo simples que me chamou atenção para isso e para tantas outras situações em que eu teria que tomar cuidado nos muitos anos de profissão subsequentes.

— O médico não deve dizer a uma senhora gestante de qualquer idade, e em qualquer momento, mesmo que o respeito entre pessoas não esteja em voga, mesmo que este momento seja daqui a muitas décadas à frente, frases como "Abra a perninha, minha filha". A frase correta é: "Afaste uma perna da outra".

Certa vez, assisti a uma cirurgia eletiva para retirada de uma vesícula a pedido de uma paciente cardiopata. Ela era uma empresária bem-sucedida no ramo de empresas de ônibus. Tinha muitos funcionários, era acostumada a liderar e dar ordens.

A anestesista era competente no que fazia. Disse à paciente:

— Como está a "mocinha"? — perguntou alegre e carinhosamente a anestesista à empresária, tocando os dedos na bochecha da paciente, sem qualquer maldade. E a fez adormecer com os sedativos antes que ela respondesse.

Eu, com os meus botões, lembrei-me das aulas do professor Roco: "O jeito de falar com pacientes! Comunicação faz parte da medicina!".

Quando a paciente me procurou no consultório, eu perguntei se ela sentira alguma dor durante a cirurgia. Ela respondeu que não, mas que nunca mais queria ser anestesiada por aquela anestesista. Eu perguntei por quê. Ela respondeu:

— Eu tenho mais de 60 anos, já trabalhei e trabalho muito na minha vida. Veja lá se eu estou nessa vida pra ser chamada de "mocinha" a essa altura da vida antes e depois de uma cirurgia! Aquela doutora me chamava de "mocinha" o tempo todo. Eu sou avó! Eu tenho um nome. E nesse momento eu lembrei que Leito 7 já tinha me ensinado isso.

Grande Leito 7! Tendo sido meu primeiro paciente, meu grande professor.

Em outro caso, uma família precisou do auxílio de um serviço de *home care* especializado em idosos. O patriarca da família andava, subia escadas, fazia algumas atividades simples com ajuda. Era conhecido por ter uma personalidade difícil. Ele, homem forte e corpulento com 82 anos de idade, ex-presidente de uma multinacional no Brasil, acostumado a mandar e desmandar, estava com demência e precisava de cuidadoras 24 horas por dia, especialmente depois que abriu a gaveta inferior da geladeira, onde se colocavam frutas, para aliviar a bexiga cheia, achando que estava no banheiro de frente para o vaso sanitário.

A primeira cuidadora que chegou passava dos 50 anos e era franzina. Não conhecia e não procurou conhecer o histórico do paciente que ficaria aos cuidados dela nas próximas longas doze horas. Ela não fora preparada para o serviço de cuidadora adequadamente, como ficou claro. Em uma tentativa de ser amigável, ao ser apresentada ao paciente grandalhão e de mãos grandes, disse-lhe alegremente, apertando-lhe uma das bochechas:

— Que vovô bonitinho!

O vovô deu-lhe um tapa na face que a cuidadora foi parar na parede.

A cuidadora não voltou mais.

Pagando para chorar

A esposa do senhor Mauro tinha câncer. Um prognóstico reservado para os próximos anos. Havia a esperança da quimioterapia para lhe dar alguma sobrevida e qualidade de vida razoável. Ela já estava em tratamento com o oncologista. Mauro era um daqueles maridos apaixonados pela esposa após mais de 50 anos de casamento. Temia perdê-la. Certo dia ele me telefonou aos prantos, da rua.

— Doutor, posso ir ao seu consultório? Preciso lhe falar, preciso desabafar.

— Eu estou terminando uma consulta, e o paciente que seria o próximo desmarcou. Pode vir.

Mauro fez questão de pagar a consulta à secretária antes de entrar, sem que eu pedisse.

Ele entrou com semblante transtornado. Sentou-se. Abaixou a cabeça, estendendo os braços sobre a mesa.

— Doutor, eu acabei de ser colocado pra fora do consultório do oncologista da minha mulher.

— Como? O que aconteceu?

— O senhor sabe o quanto eu amo minha mulher — disse chorando. — Estou muito angustiado com a doença dela. Estive pesquisando tudo sobre a doença dela no Google. Eu queria encontrar alguma novidade, algum tratamento novo. Selecionei alguns textos, imprimi-os, agendei uma consulta com o oncologista, paguei a consulta e pedi apenas para conversar com ele, sem minha esposa presente. Apresentei a ele os textos que imprimi da internet. Falei com toda educação — complementou com lágrimas nos olhos.

— E então?

— Ele me disse que tinha mais de 30 anos de formado e não aceitava aquilo. Ele me enxotou do consultório, mandou que a secretária me devolvesse o dinheiro da consulta.

Mauro desabou a chorar novamente.

O oncologista não compreendeu o marido apaixonado e desesperado com a possível perda da esposa. Não admitiu que um leigo fizesse pesquisas na internet e viesse lhe dar opinião. Faltou-lhe empatia. Perdeu a paciência. A comunicação foi perdida. A relação médico-paciente e familiar não tinha mais como se refazer.

Acalmei Mauro, escutando-o com empatia. Ele me pediu outra indicação.

Indiquei outro oncologista para continuar o tratamento.

Oswaldo foi a uma consulta com o oftalmologista que o operou de glaucoma pela oitava vez. Ele, com a ajuda da família e de alguns membros de sua paróquia, pagou aquela cirurgia ao especialista com dificuldade depois que outras cirurgias no serviço público de saúde foram malsucedidas. Infelizmente, essa última também não trouxe resultados satisfatórios. Ele resolveu se abrir com o oftalmologista:

— Doutor, o senhor me pede pra retornar aqui à sua clínica mais uma vez. Minha visão não melhorou após a cirurgia a não ser nos primeiros dias e depois piorou novamente. Eu tenho dificuldades financeiras e todas as vezes que venho aqui sua secretária me cobra uma nova consulta. Está ficando difícil pra mim financeiramente. Sou sincero com o senhor.

— Seu Oswaldo! Como o senhor acha que eu mantenho esta estrutura aqui? — disse, sentado à mesa do consultório, abrindo os braços teatralmente, como se seu gesto mostrasse a grandeza da estrutura fabulosa de toda a clínica privada.

Cabisbaixo, seu Oswaldo partiu e não retornou mais.

Foi um péssimo exemplo. Mas não reflete a maioria dos médicos atuantes em medicina privada.

Finalmente, chegou o dia tão esperado da cirurgia de Grande João. Ele tinha grande expectativa de ficar livre daquelas dores de angina de peito e que faziam ele sentir que teria um infarto em cada episódio ou que morreria subitamente. Ele teria que receber cinco pontes nas coronárias quase obstruídas totalmente, feitas a partir de uma artéria mamária esquerda, radial esquerda e veias safenas. A meditação e o Reiki eram medidas complementares que o vinham ajudando a aguardar esse grande dia com menos ansiedade.

Um cirurgião cardíaco da equipe estava nervoso no hospital por causa da demora de uma das enfermeiras em atender a uma de suas demandas e por causa de um aparelho que não estava adequado para ser utilizado durante a cirurgia. O paciente ainda estava acordado porque não recebera a anestesia. O cirurgião explodiu:

— Nada funciona neste hospital! Este hospital é uma BAGUNÇA! — disse em voz alta na sala de cirurgia.

O paciente ouviu tudo...

Os anos passaram e Grande João agora ia finalmente ter a hérnia inguinal resolvida por meio de uma cirurgia. Nada comparável a operar o coração. Mas, pobre Grande João, o anestesista da vez tinha tido uma grande discussão com a esposa antes de sair de casa. O médico parecia transtornado. Ele bufava, dizia horrores da esposa para o restante da equipe. Em alguns momentos, parecia que estava prestes a explodir enquanto fazia os procedimentos para a anestesia.

Quando Grande João acordou de fato, já no quarto, lembrou-se vagamente do que ouvira. Ficou feliz que nem o anestesista nem a esposa deste estavam no quarto. Grande João não desejava vê-lo novamente.

Letra feia

Médicos são conhecidos como profissionais que escrevem mal, com letra feia. Os farmacêuticos adquiriram a fama de serem os profissionais que entendem a letra dos médicos. Minha letra nunca foi bonita, mas percebi que, durante os anos de faculdade, ela piorava. Depois que passei a praticar a medicina, ela piorou ainda mais no decorrer do tempo. Mas consegui mantê-la legível, apesar de feia. A causa da letra feia do médico é ter a obrigação de escrever a mesma coisa muitas vezes, pressionado sempre pelo tempo e muitos pacientes para atender. Isso gera problemas para a comunicação escrita entre médico e pacientes e pode resultar em sérios problemas de uso de medicamentos trocados ou de utilização equivocada. O resultado de um equívoco não é nada engraçado. Pode ser danoso, grave. A utilização de computadores e a necessidade de digitação reduziu bastante esse problema. De qualquer forma, quando necessário escrever, ainda que sua letra não seja bonita, é preciso que ela seja legível. Sim, LE-GÍ-VEL, escrita em letras de fôrma, se necessário.

A Rua Cel. Moreira César, que virou Ator Paulo Gustavo após a morte do ator por covid-19, tinha muitas drogarias, óticas, quitandas e idosos caminhando por suas calçadas. Como houvesse uma quitanda no caminho de casa para meu consultório, minha mulher pediu que comprasse algumas frutas e hortaliças. Precisei anotá-las em um pedaço de papel. Eu estava com pressa. A quitanda estava cheia de clientes idosas até na calçada. Algumas eram minhas pacientes. Então entreguei a anotação ao quitandeiro para que ele mandasse um funcionário entregar lá em casa os hortifrutigranjeiros constantes da lista.

O quitandeiro examinou a lista escrita no pedaço de papel, coçou a cabeça, e disse:

— Doutor, o senhor me desculpe dizer, mas... é que eu trabalho com quitanda. Pra entender o que o senhor escreveu aqui eu vou ter que atravessar a rua e pedir ao farmacêutico pra decifrar o que o senhor quer nessa lista.

As velhinhas à nossa volta não contiveram o sorriso.

21

A ECONOMIA INVADIU A MEDICINA

Certa vez levei um paciente ao setor de emergência de um grande hospital. O paciente foi atendido rapidamente como é mister acontecer nessas situações de emergência. Ele ficou deitado em seu leito após receber um tubinho na veia do antebraço, outro na narina esquerda para aumentar a oferta de oxigênio, medicamentos injetáveis e foi submetido aos exames complementares iniciais. Logo após esses procedimentos, médicos, enfermeiros e técnicos de enfermagem que ainda não estavam em frente aos computadores recolheram-se aos computadores restantes na parte central mais elevada do grande setor de emergência, circundados a boa distância pelos leitos do setor.

Às vezes, é preciso dar um passo atrás para enxergar melhor. Como o paciente estabilizara e teria que aguardar a confirmação de vaga em UTI, e eu sabia que tinha que aguardar a burocracia existente entre seguro-saúde e hospital, eu me distanciei um pouco para ter uma visão mais ampla de todo o setor e seus atores: profissionais de saúde, todos os pacientes, profissionais de limpeza e maqueiros. Todos estavam ocupados. Havia pacientes com face de desconforto, de dor, de tristeza e até um deles que chorava aos prantos por conta de uma paralisia do lado esquerdo do corpo, rodeado por familiares que receberam permissão de ficar à sua volta para ajudar no controle emocional do paciente. Impressionante ver como todos aqueles médicos e enfermeiros — dois médicos e cinco profissionais de enfermagem — não paravam de trabalhar: não paravam de trabalhar nos computadores. Sim, nos computadores, não com os pacientes; mas eles não estavam brincando de joguinhos ou navegando em redes sociais. Eles estavam preenchendo diversos formulários, pedidos de exames, prescrições médicas informatizadas, pedidos de autorizações de internações e de realização de exames ou de aplicação de medicamentos de alto custo etc. etc. etc. para os pacientes que se encontravam ali no setor. Qualquer falha resultaria em demora na obtenção de autorização de internação, de realização de exames, de obtenção de medicamentos da farmácia do hospital ou prescrições equivocadas. Eles não saíam da frente dos computadores porque não podiam deixar de cumprir essas tarefas e prejudicar o paciente e prejudicar o... FA-TU-RA-MEN-TO do hospital. E Deus sabe quanto tempo se espera até que o paciente finalmente chegue ao leito de UTI, onde os profissionais têm ocupações com os pacientes, mas com os computadores também. Essa é a vida de pacientes e profissionais de saúde do momento.

O paciente continuou no leito, estável, aguardando uma definição de para que andar do hospital ele iria. Impressionante como, com toda a tecnologia desenvolvida, nada acontece rapidamente quando se trata de resolver as vias do faturamento. Alguém precisa inventar alguma tecnologia disruptiva (o pessoal da área de tecnologia e os economistas adoram esse termo) para acelerar a burocracia entre seguro-saúde e hospital de modo a tornar mais célere o processo de internação dos pacientes. Paciente, familiares e médicos ficam de mãos atadas e à espera de um entendimento entre hospital e seguradora de saúde que pode ser ainda demorado quando "a culpa é do sistema que está lento". (Você já deve ter ouvido essa frase).

Nem Adam Smith (1723-1790), nem John Stuart Mil (1806-1873) ou Hayek (1899-1992) — três grandes pensadores da Economia — acreditavam que a Economia fosse capaz de resolver todos os problemas humanos (*apud* Mario Vargas Lhosa, em *O Chamado da Tribo*). Nas últimas décadas, os gestores de serviços de saúde tentam resolver problemas humanos somente com as ciências econômicas. A economia invadiu a medicina de uma forma que os problemas humanos têm sido deixados de lado em favor dos números, das quantidades, dos volumes de atendimentos, sem uma verdadeira atenção para a "qualidade humana" dos atendimentos. O resultado é uma medicina apressada, impessoal, distante das expectativas humanas dos pacientes. Os gestores de serviços privados preocupam-se com os números para a valorização das ações de seus acionistas; os secretários municipais e estaduais de Saúde e os ministros da Saúde preocupam-se em gerar números para justificar suas administrações e convencer os usuários dos serviços públicos a votar nas eleições favoravelmente aos candidatos deles, exclusivamente pela eficiência no aumento do número de atendimentos sem qualquer dado em relação à eficiência técnica e de satisfação desses usuários. Essa estratégia de propaganda usando números tem dado resultados aos políticos porque grande parte da população, não usuária dos serviços públicos de saúde, recorre à medicina suplementar no dia a dia, a não ser que seja confrontada com a realidade em situações de emergência, como acidentes em vias públicas. Pacientes confrontados com a medicina paga e apressada na medicina suplementar dos planos e seguros-saúde também conhecem essa realidade, uma vez que os médicos não conseguem pagar suas contas com os valores recebidos por consultas e procedimentos das empresas intermediárias.

A mesma medicina suplementar dos planos e seguros-saúde que não remunera qualidade, mas a quantidade de atendimentos, vê-se hoje às voltas com o pagamento de inúmeros exames complementares de imagem e laboratoriais, muitas vezes desnecessários, para compensar a pressa nos atendimentos nos consultórios e ambulatórios ou nas visitas hospitalares. A aberração é ainda tamanha nos hospitais. Chegamos à aberração das UTIs de 30 leitos com um médico-intensivista de plantão para cada 10 leitos, além do(s) médico(s) da rotina em horários específicos.

Uma administração competente é obviamente necessária para atingir o maior número de atendimentos com alocação adequada de recursos materiais e humanos. Mas a qualidade humana e técnica é absolutamente necessária e precisam estar casadas para resolver os problemas humanos que englobam questões físicas, psicológicas, sociais e espirituais em toda a sua complexidade. Isso não se obtém com 8 a 15 minutos de consulta médica, salvo se você estiver em uma situação de urgência para resolução de um problema físico imediato.

Médicos e outros profissionais de saúde não devem ser reduzidos a meros provedores de cuidados à saúde ou *healthcare providers*, como alguns economistas e gestores brasileiros gostam de falar em inglês. Os médicos de atenção primária à saúde não são meros varejistas de atendimento rápido, assim como os pacientes não são meros consumidores de serviços de saúde ou *"healthcare consumers"* (para ficar — horrivelmente — elegante!). Profissionais de saúde não são meros *prescritores* e *não prescritores* como está escrito nos crachás de muitos congressos médicos de especialidades que sucumbem e aceitam esse tipo de classificação reducionista. Esses são termos impingidos por economistas a esses profissionais que cuidam do bem maior de todo ser humano, que é a saúde. O binômio profissional de saúde/paciente demanda uma relação que transcende a educação econômica e engloba uma dimensão biológica, psíquica, social e espiritual que não pode ser resolvida somente pelo espectro econômico da relação.

Alguém já disse que ler um bom livro é uma boa oportunidade de conversar com mentes brilhantes do presente e do passado. No livro *MISBEHAVING: a construção da economia comportamental*, Richard H. Thaler, laureado com o Prêmio Nobel de Economia, escreve que Adam Smith (1723-1790) — considerado o pai do liberalismo econômico — lhe forneceu a base teórica para sua tese sobre o valor de uma vida. Ele conta que Smith defendia que trabalhadores que assumiam tarefas insalubres, arriscadas ou desagradáveis tinham que receber pagamento maior como compensação. É mais um exemplo de humanização do trabalhador e valorização da vida.

Mais recentemente, com a exceção dos profissionais de enfermagem, médicos e outros profissionais de saúde perderam empregos e têm sido submetidos a trabalhar em hospitais de grandes redes hospitalares por meio de contratação como pessoa jurídica. São obrigados a constituir uma empresa para trabalhar para poderosas empresas que lhes oferecem trabalho em hospitais muito bem equipados por tecnologia e excelente hotelaria com baixa remuneração e sem garantias trabalhistas. As mesmas empresas disputam profissionais de alta competência com os hospitais universitários e outros serviços públicos onde ainda há melhor remuneração, segurança e garantias trabalhistas, oferecendo melhores salários a esse grupo específico de profissionais que geralmente assumem cargos de chefia em setores específicos ou fazem MBA em gestão de empresas de saúde, e terminam nomeando seus antigos pares de *healthcare providers* ou de prescritores.

Esse cenário de desvalorização dos médicos em todas as frentes tem consequências cruéis para médicos e pacientes, sobretudo para pacientes dependentes do setor público de saúde. Os pobres perdem os melhores médicos concursados. A falta de garantias e condições de trabalho faz com que médicos não permaneçam longamente em serviços ambulatoriais públicos e resulta em perda de relação médico-paciente, perda daquele médico que conhece sua situação clínica e o paciente como um todo físico, psíquico, social e espiritual. Mas traz consequências boas para as grandes redes hospitalares e seus acionistas, porque aumenta grandemente a lucratividade e concentração de renda apesar do ambiente de insatisfação de boa parte dos próprios "clientes" (ou "consumidores de serviços de saúde") por causa da impessoalidade dos serviços prestados.

Os médicos atuais, sobretudo os mais jovens, enfrentam a perda de autonomia como profissionais da saúde porque são submetidos a protocolos gerenciais com vistas a preservar a lucratividade da empresa para a qual trabalham por contratos. Eles têm dificuldades enormes para trabalharem como médicos independentes e se sentem meras *"peças de uma engrenagem de uma roda para fazer dinheiro"*. Então vem a pergunta: *"A carreira médica vale todo o investimento, as horas na biblioteca, os dias e noites de estudo e capacitação, incluindo fins de semana, toda a responsabilidade nesse cenário inseguro e desequilibrado?"*. Se os novos médicos fazem essa pergunta nos EUA, onde há melhor remuneração, imagine no Brasil e em outros países em desenvolvimento. Ora, são esses os seres humanos que nos atendem nos serviços de saúde. Isso é bom para a sociedade?

A síndrome de *burnout* ou *síndrome do esgotamento profissional*, como traduzido no Brasil, é um transtorno grave de tensão física e mental crônica, em decorrência de situações de alta demanda emocional no ambiente de trabalho (CID 10Z.73.0)[35]. Só pela definição, é possível entender como ela acomete profissionais de saúde, além de professores e profissionais da segurança, entre outros. O diretor sênior do Medscape, Leslie Kane, publicou o *National Physician Burnout & Suicide Report 2020*. É uma espécie de levantamento nacional sobre síndrome de *burnout* e suicídio de médicos americanos. Entrevistaram mais de 15 mil médicos de 29 especialidades entre 25 de junho de 2019 a 19 de setembro de 2019. A síndrome de *burnout* estava presente em mais de 40% dos médicos americanos, como já observado em levantamento anterior. A sobrecarga administrativa do local de trabalho e cultura organizacional eram o motivo principal de grande estresse para os médicos.

Por outro lado, a medicina altamente tecnológica atual se tornou cara e necessitada de altos investimentos. As entidades privadas de saúde, como seguros, planos e redes hospitalares, precisam ser instituições fortes economicamente para sua sustentabilidade e para prestar

---

[35] Disponível em: https://brasil.un.org/pt-br/83269-sindrome-de-burnout-e-detalhada-em-classificacao-internacional-da-oms. Acesso em: 13 nov. 2022.

bons serviços. O que eu critico são os altos investimentos em hotelaria, tecnologia, gestão e baixo investimento no fator humano sob o ponto de vista de baixa remuneração profissional sem garantias trabalhistas com "pejotização"[36] de profissionais de saúde em plena atividade primária para garantir alta lucratividade. Lamento a resultante insatisfação dos pacientes diante da impessoalidade e despersonalização da medicina apressada atual.

Mas por que esse assunto interessa a uma sociedade? A sociedade precisa de humanização verdadeira dos serviços privados e públicos de saúde. Toda sociedade precisa dar assistência pública de qualidade a todos os cidadãos, sobretudo, a quem não pode pagar. Na realidade, ninguém está garantido de não precisar de atendimento em serviço público de saúde por toda a vida. É fundamental que médicos e profissionais de saúde tenham uma vida equilibrada, saudável do ponto de vista psicológico e físico, precisam de lazer e descanso, precisam ter tempo para estudar, uma vez que precisam estudar por toda a vida profissional, precisam de segurança e paz para cuidar bem da saúde de outros seres humanos.

Ciência e tecnologia continuarão avançando em benefício da humanidade. Mas os humanos permanecerão com a mesma complexidade e as mesmas necessidades. A gestão dos serviços em saúde precisa ser aprimorada com um foco mais humano. A próxima grande revolução da medicina precisa ser um resgate verdadeiro do humanismo na medicina para o paciente e para o profissional de saúde. Enquanto o paciente merece atenção e dignidade no atendimento, o bom profissional precisa de valorização, remuneração digna, proteção social e condições adequadas de trabalho. É preciso humanizar o trato com o paciente e com o profissional de saúde na rede pública e privada. A *Slow Medicine* — a medicina sem pressa — é uma proposta que se harmoniza com esse objetivo. Os princípios econômicos não resolvem isso; mas o humanismo, sim.

---

[36] "Pejotização": contratação de profissionais por contratos de pessoa jurídica em que o profissional tem que constituir uma firma ou empresa para conseguir trabalhar em serviços de saúde privados, sem garantias trabalhistas ou para seus familiares, mesmo arriscando a vida em meio a pandemias.

22

HOSPITAL: DA CASA DE DEUS AO PARQUE TECNOLÓGICO DE HOJE

No princípio não havia hospitais. Os doentes eram atendidos nos domicílios ou lugares improvisados em igrejas e arredores. Viajantes doentes eram atendidos em mosteiros na Idade Média. Os religiosos faziam esses atendimentos. Havia os curandeiros e xamãs, também. Barbeiros faziam o papel de cirurgiões. A medicina clínica exigia maior intelectualidade, conhecimentos; procedimentos cirúrgicos eram deixados aos barbeiros. Por muitos séculos, desde os tempos dos faraós, passando pela Idade Média e pelo Renascimento, personalidades que se destacaram na prática médica e/ou nos escritos sobre a medicina eram também filósofos, políticos, astrônomos, entre outros, como Imhotep no Egito Antigo, Celso (c. 25 a.C.-50 d.C.) em Roma, Avicena (980-1037) na Pérsia (hoje, Irã) e o mouro Averróis (1126-1198) na Espanha. Eram polímatas. Hipócrates (460 a.C.-370 a.C.) foi um caso à parte ao se dedicar exclusivamente à medicina na Grécia Antiga. É considerado o "pai da medicina no Ocidente". Entre suas contribuições para a medicina, ele desvinculou a doença de problemas de ordem espiritual ligados à insatisfação dos deuses gregos, relacionou doenças com fatores climáticos, raciais e dietéticos. Ele também fez descrições anatômicas, descreveu a evolução de doenças, definiu o que era sintoma e o que era doença, incluindo escritos sobre a ética da profissão. Obviamente, seus conhecimentos eram limitados aos conhecimentos de seu tempo.

Havia a necessidade de um local à parte para que religiosos e religiosas pudessem prestar assistência e dar cuidados aos doentes e moribundos. A esse local chamaram *Hôtel-Dieu*, ou "casa de Deus", ou "hospedaria de Deus", o que resultou na palavra "hospital". Esses estabelecimentos foram dirigidos por freiras por mais de mil anos. As freiras utilizavam os recursos da época: cuidados, basicamente. E muito amor ao próximo.

Pessoas dedicadas à medicina avançaram gradualmente em conhecimentos de anatomia, fisiologia, patologia e tratamentos por meio de dissecção de cadáveres, observação e acompanhamento de doentes nos domicílios. Então veio a Revolução Francesa em 1789, secular em essência, e os médicos ocuparam e conquistaram espaço nessas "casas de Deus", para descontentamento das religiosas que faziam um trabalho de enfermeiras, dedicadas aos cuidados dos doentes.

Nos hospitais, os médicos poderiam conhecer, estudar, tratar, testar terapias e acompanhar os doentes até o resultado final do tratamento. Esse acompanhamento clínico era fundamental. O hospital era um local fundamental para isso e havia muitos doentes em um só local. A medicina avançou ainda mais. Até hoje as enfermarias (e ambulatórios de grandes hospitais) são grandes centros de aprendizado para estudantes e médicos, assim como para todos os profissionais de saúde envolvidos na assistência aos doentes.

Aquele aspecto humano das freiras foi se perdendo no decorrer das décadas e dos séculos seguintes. Os médicos foram se tornando mais "científicos" e distantes dos pacientes, e mais rápidos também. A medicina da pressa, da produtividade, como na linha de produção de uma fábrica. Recebe-se o produto chamado *doente* e ele é entregue como produto chamado *doente curado* ou *no melhor estado possível*. Até mesmo os sinais vitais e diferentes parâmetros biológicos passaram a ser aferidos por máquinas mecânicas e digitais. Por vezes, as máquinas passaram a ser tantas que, sem o devido espaço, tornaram difícil, mas não impossível, a aproximação dos profissionais de saúde. Diminuiu, portanto, o contato humano, o toque humano, fundamental no exercício da profissão, enquanto a ciência avançava e continua avançando. Como ressalta a doutora Victoria Sweet, médica autora de dois livros sensacionais, *The God's House* e *Slow Medicine*, "é mais fácil saber a taxa de sódio de um paciente do que seu nome".

Os recursos tecnológicos de hoje salvam muitos pacientes. Os hospitais evoluíram tanto em tecnologia que seus andares de exames complementares se transformaram em verdadeiros parques tecnológicos. As máquinas que hoje dosam as taxas do sangue fazem movimentos coordenados impressionantes com aqueles tubinhos de sangue. Aqueles aparelhos de ecodopplercardiografia, de tomografia computadorizada, de ressonância nuclear magnética, de cintilografia em medicina nuclear e de cateterismo são de uma precisão e beleza perturbadora. Imagine o quanto de tecnologia há nesses andares para ajudar na recuperação dos pacientes. Nos setores de internação em terapia intensiva, além dos muitos aparelhos conectados aos pacientes para monitorização, suporte e tratamento, é comum aquele "entra e sai" de médicos e outros profissionais de saúde a empurrar carrinhos com aparelhos para ecografar, ultrassonografar, endoscopar ou radiografar os pacientes quando estes não podem ser deslocados até o setor de métodos de imagem para se obter exames de mais alta resolução em aparelhos ainda mais sofisticados.

Os computadores invadiram os hospitais. Criaram-se protocolos de segurança para proteger o paciente, diretrizes e certificações de acreditação para melhorar a assistência hospitalar. É comum verificar essas certificações nas paredes dos hospitais. Elas realmente melhoram o funcionamento da engrenagem dos hospitais e dão maior segurança ao paciente. Contudo, os pacientes e familiares continuam insatisfeitos. Por que será? Quais seriam as causas dessa insatisfação?

Há muito discurso bonito, pouca humanização e pouco investimento no fator humano da assistência. Humanizar não é só colocar um pianista tocando piano de cauda no hall de entrada do hospital. Profissionais de saúde sobrecarregados com excesso de pacientes, vencimentos incompatíveis com a formação e responsabilidade, perda de autonomia e independência dos médicos, protocolos e algoritmos, excesso de burocracia para não prejudicar o faturamento do hospital e os números dos administradores que têm que prestar contas aos acionistas. Aumentou-se a "frieza"; não somente dos aparelhos de ar-condicionado, mas a frieza no relacionamento de seres humanos profissionais de saúde que cuidam de seres humanos chamados pacientes ou de leito 7, por exemplo. A sobrecarga e o consequente cansaço, estresse e esgotamento (*burnout*) não geram somente frieza, geram maior risco de erros. Mas atenção: essa não é justificativa para atender mal a ninguém, tampouco para dizer a um profissional de vida normal que mude de profissão se não estiver satisfeito. É motivo para buscar e apontar soluções. A humanização dos cuidados ao paciente precisa caminhar junto à humanização no trato aos seres que cuidam de outros. É preciso mudar mentalidades de gestores, é preciso mudar paradigmas. Por exemplo, não é normal, tampouco cabível, um número reduzido de profissionais para atender a um número grande de pacientes, mesmo que a Associação Brasileira de Medicina Intensiva (Amib) e uma certificadora de acreditação, que fazem um trabalho sério, considerem normal um médico para cada dez pacientes criticamente enfermos e complexos em uma UTI para garantir os lucros da instituição. (Atenção! Eu disse isso mesmo: um médico para cada dez pacientes).

Além de humanizar o tratamento dado aos profissionais de saúde, é importante dedicar investimento a dois aspectos frequentemente esquecidos: o treinamento técnico contínuo e o trabalho de motivação dos profissionais. Não é só salário, tem que treinar, retreinar, ensaiar, motivar e capacitar habilidades de comunicação. É importante motivar as equipes, valorizando-as como pessoas especiais. As instituições hospitalares, os pacientes e familiares perdem muito pela falta de investimento no fator humano da assistência ao paciente. E assim seguem juntos nesse mal-estar dos parques tecnológicos das belas hotelarias hospitalares, pacientes, familiares e cuidadores profissionais neste início de século 21.

A boa gestão das instituições de saúde é necessária. Ela precisa gerar números e lucros para sua sustentabilidade. Ela só não precisa ser voraz ao ponto de desumanizar o profissional de saúde, que alguns chamam de "colaborador" (como um funcionário de uma loja de departamentos, sem desmerecer estes) ou *"healthcare provider"* (como os economistas da saúde o chamam desde que invadiram a medicina). Os profissionais de saúde atuais aceitam e, talvez, as novas gerações repudiem esses tratamentos, dado o caráter diferenciado na sociedade, em uma espiral positiva de humanização e valorização da carreira).

A humanização dos serviços de saúde passa pela humanização de profissionais de saúde, que arriscam até mesmo suas vidas como soldados fiéis durante pandemias para salvar vidas, como foi visto na última pandemia de covid-19. E eles foram aplaudidos das janelas por pessoas isoladas em suas moradias de grandes cidades.

O médico no hospital

O médico do hospital precisa conhecer bem os algoritmos e protocolos de abordagem de sintomas e doenças específicas. Se em alguma parte dos algoritmos de atendimento houver algo incoerente com as últimas atualizações da abordagem diagnóstica ou terapêutica de determinado sintoma ou determinada doença, é preciso ter a coragem e disposição educada de buscar aperfeiçoar o atendimento baseado nas melhores evidências disponíveis na literatura médica em conjunto com a chefia e direção clínica do hospital.

O médico assistente e os familiares que chegam para visita ao paciente internado trazem importantes informações acerca do paciente e seus sintomas. Além de o médico do hospital precisar trabalhar em equipe com outros médicos e profissionais de saúde de maneira educada e proativa, ele deve ter boa habilidade comunicativa e presteza no atendimento a familiares e médicos assistentes que buscam informação ou acompanham seus pacientes conjuntamente com a equipe hospitalar.

Todo hospital tem protocolos e uma "cultura local". Por mais que haja certificados de acreditação e campanhas para aprimorar os processos de trabalho e de fortalecimento da cultura de segurança do paciente, o médico assistente precisa fazer o "diagnóstico" dos setores do hospital por onde o paciente irá passar. Ele precisa conhecer ou identificar os recursos locais e conhecer as equipes que nele trabalham. Não é somente o paciente que ele precisa conhecer, mas a estrutura de funcionamento do hospital. Da mesma forma que o médico do staff do hospital, ele precisa saber se a estrutura de atendimento das enfermarias ou quartos dos andares funciona adequadamente, a fim de determinar com maior segurança a alta do paciente de um setor de cuidados intensivos ou intermediários. Esse ponto é fundamental porque os protocolos e algoritmos nem sempre consideram essas peculiaridades locais em hospitais privados ou públicos.

O paciente precisa de um bom atendimento de fisioterapia no andar. O atendimento fisioterápico atenderá às necessidades do paciente naquele setor? Se ele passar mal, haverá médico de plantão no andar? O médico do setor de emergência chega sem demora ao andar? São aspectos que o médico do paciente e os médicos dos hospitais devem levar em consideração no momento de transferir um paciente de alta de um setor para outro. Essa análise depende de conhecimento da doença que motivou internação, conhecimento da situação atual do paciente, conhecimento da estrutura de funcionamento do hospital e de seus recursos, de experiência profissional e de bom senso. Isso não é ensinado nas faculdades, mas adquirido no decorrer da vida. Finalmente, o médico assistente deve ter determinação para pedir transferência de seu paciente de um hospital a outro quando julgar necessário pelo contexto local incoerente com a situação de seu paciente.

23

CUIDADOS PALIATIVOS: VOCÊ ESTARÁ FRITO SEM ELES

[...] pois só cuidas de evitá-la e não fazes outra coisa senão correr para ela [a morte].
(Shakespeare, Medida por medida (1604-1605) – Ato III – Cena I: Duque)

Sabe aqueles momentos em que a condição clínica do paciente com uma sequela ou doença crônica não vai para frente nem para trás ou vai apenas para trás? O momento em que o corpo não mais ajuda, falta resistência, não a psicológica, mas a do corpo mesmo, e a gente não vê melhora. Esse momento pode existir para qualquer um de nós. Mas isso não significa que não há mais nada a fazer. Há sempre o amor, a atenção, o carinho, o cuidado, um conforto, um toque, uma mão a ser oferecida por um familiar, amigo ou profissional de saúde. Há medicamentos e outras intervenções médicas para dar conforto, prevenir, dirimir ou amenizar a dor e outros sintomas.

— Eu sei, doutor. Estou mais próxima da morte do que da vida.
— Mas você ainda está na vida. Farei de tudo pra você não sofrer. Não farei tratamentos ou exames fúteis. Somente aqueles para lhe dar conforto e não deixar você sofrer.

Falamos muito em qualidade de vida, mas um dos grandes desafios destes e dos próximos anos é "a qualidade de morte". A ciência médica evoluiu muito nas últimas décadas e contribuiu muito para adiar a morte. Contudo, prolongou o processo de morrer de inúmeras pessoas internadas nas UTIs, mesmo sem perspectiva de melhora ou cura. A obstinação terapêutica é infrutífera e pode fazer muito mal. É importante uma nova visão sobre o que estamos fazendo com o paciente sem a mínima perspectiva de melhora de seu quadro clínico neste início de século.

O problema é que as faculdades de Medicina estão atrasadas na formação de profissionais de saúde com atenção à paliação. Quando você chega ao hospital para falar sobre o assunto "morte", as pessoas passam a lhe olhar de maneira diferente e desconfiada. A maioria das faculdades de Medicina preparou futuros médicos para curar, e não para lidar com o tema da morte. A morte é considerada um fracasso na profissão médica; mas todos nós iremos morrer algum dia de alguma doença ou de algum evento inesperado.

Eu estava assistindo a uma aula sobre cuidados paliativos de uma professora portuguesa de Medicina, pela pós-graduação em Geriatria Clínica da Universidade do Porto e da PUC do Rio Grande do Sul on-line. Quando ela mencionou o diálogo a seguir, um novo mundo se configurou diante de meus olhos.

Era uma conversa entre dois médicos e um deles disse que um paciente com uma doença incurável estava "fora de possibilidade terapêutica" e, portanto, "não havia mais nada a fazer por ele". A morte aconteceria em um período muito breve. O outro médico lhe respondeu:

— Não, não, não! Agora é que há muito a fazer por ele!

Era algo que eu sabia e fazia, mas eu precisava ouvir de outra pessoa. Essas frases me iluminaram um novo mundo representado por essa visão de uma nova especialidade com a qual médicos de todas as especialidades de nosso século precisam interagir. Eu me senti responsável por replicar essa mensagem a todos os profissionais de saúde como aconteceu com todos os meus colegas que a ouviram naquele dia.

Vamos à definição para entender melhor. "Paliação" é um termo que deriva de *pallium* e significa "pano ou manto que cobre, que esconde". Também é usado metaforicamente como encobrir, disfarçar. No sentido médico, os *cuidados paliativos* significam *proteger*. Jamais confunda cuidados paliativos com abreviação da morte. Jamais confunda cuidados paliativos com enviar você ou seu ente querido à morte. Pelo contrário, ele não somente dá mais conforto, ele ainda pode prolongar a vida com a melhor qualidade de vida possível. "Cuidados paliativos" e "cuidados de fim de vida" são conceitos diferentes. Os cuidados de fim de vida envolvem cuidados paliativos, mas os cuidados paliativos são aplicados a quem é portador de doença crônica ameaçadora da vida em conjunto com o tratamento curativo.

Louis Pasteur (1822-1895) dizia que "*o acaso só favorecia os espíritos preparados*". Alexander Fleming (1881-1955) atuou como médico da Marinha na Primeira Guerra Mundial. Viu muita gente ferida morrer de infecção. Ele revolucionou a medicina após descobrir a penicilina ao acaso. Ele notou que o mofo produzido pelo fungo Penicillium secretava alguma substância que destruía a bactéria estafilococo em uma placa deixada por ele no laboratório. Uma década depois, os norte-americanos Ernst Boris Chain e Howard Walter Florey conseguiram isolar a penicilina em uma forma anidra (sem umidade), em 1941, e a penicilina passou a ser comercializada. A penicilina salvou muitas vidas na Segunda Guerra Mundial e, em 1945, Fleming, Chain e Florey dividiram o Prêmio Nobel de Fisiologia e Medicina[37]. Muitas doenças infecciosas passaram a ser curadas com a intervenção sobre a evolução natural de infecções por meio de um antibiótico. A medicina se configurou *curativa* como nunca na história. Foi um enorme passo da humanidade para a cura de doenças agudas causadas por microrganismos. Muitos antibióticos e quimioterápicos vieram e continuam sendo trazidos para tratamento de infecções em nossos dias. Mudamos a história natural dos doentes acometidos por doenças infecciosas. As pessoas passaram a viver mais porque deixaram de morrer por muitas doenças infecciosas, como pneumonias, infecções urinárias, infecções de feridas, gangrena e outras. Décadas depois, sobretudo nos últimos 30 anos, cerca do tempo de minha atuação com todos os meus colegas profissionais de saúde no mundo, conquistamos a cura de muitos tipos de câncer por meio de medicamentos, detecção precoce, intervenções cirúrgicas e radioterapias. Conquistamos grandes avanços no tratamento das doenças cardiovasculares com medicamentos, intervenções por cateter, cirurgias cardíacas. Passamos a viver mais e houve mais tempo para que sejamos acometidos por doenças crônicas comumente associadas ao envelhecimento, à genética e ao estilo de vida atual: diabetes, hipertensão arterial, artrites, artroses, doenças circulatórias. O tratamento de doenças agudas e crônicas evoluiu tanto nos últimos 30 anos que hoje temos dificuldade para morrer. Sim, dificuldade para morrer mesmo nos hospitais repletos de recursos tecnológicos e farmacêuticos.

---

[37] Disponível em: https://www.ebiografia.com/alexander— fleming/. Acesso em: 12 out. 2021.

Embora a maioria das pessoas tenha receio de morrer por acidente ou de bala perdida na rua, a maioria de nós irá morrer nos hospitais. E o grande desafio hoje é morrer com dignidade, sem dor, sem sofrimento. É o que chamamos de "qualidade de morte". Ninguém deseja um familiar internado em uma UTI por 150 dias para morrer depois de aplicados recursos que apenas prolongaram o sofrimento e adiaram uma morte que já se anunciava como irreversível.

Mesmo neste início de século 21, muitos médicos e profissionais de saúde ainda têm em mente o conceito de que os cuidados paliativos só servem aos pacientes que estão em fim de vida, quando na verdade os cuidados paliativos são iniciados desde o momento em que se tem o diagnóstico de uma doença crônica incurável e ameaçadora da vida. Esses cuidados ganham maior relevância nos estágios mais avançados de doença, em que as terapias modificadoras da evolução da doença se tornam ineficazes e fúteis, muitas vezes necessitando de apoio de especialistas em paliação.

A OMS define cuidados paliativos como *"uma abordagem multidisciplinar para melhorar a qualidade de vida dos pacientes e seus familiares perante uma doença que ameace a continuidade da vida, através da prevenção e alívio do sofrimento por meio de uma identificação precoce, avaliação acurada, e tratamento da dor e outros problemas físicos, psicossociais e espirituais"*. Trata-se de um cuidado para dar dignidade ao paciente que caminha para a morte. Assim, os cuidados paliativos visam:

1. **proporcionar alívio da dor e outros sintomas angustiantes;**
2. **considerar o morrer como um processo normal;**
3. **não apressar ou adiar a morte;**
4. **integrar os aspectos psicológicos e espirituais de assistência ao paciente.**

Repare que a OMS ressalta em sua definição que cuidado paliativo é *"uma abordagem multidisciplinar para melhorar a qualidade de vida dos pacientes e seus familiares perante uma doença que ameace a continuidade da vida"*. Todos somos tão complexos em nossos aspectos físicos, psíquicos, sociais e espirituais que a abordagem ideal é multidisciplinar. Essa é uma equipe composta de médico, enfermeiro, fisioterapeuta, terapeuta ocupacional, psicólogo, nutricionista, assistente social, capelão e outros profissionais de acordo com a realidade local e as necessidades do paciente. No livro *Em busca da boa morte*, da doutora Rachel Aisengart Menezes, da Fiocruz, faz menção em nota de rodapé ao caso de uma paciente moribunda que não se abriu nem com médicos, enfermeiras, assistente social ou psicóloga, mas se abriu com uma profissional da limpeza. Para essa profissional, ela relatou seu difícil conflito social e familiar. Assim, foi possível lhe oferecer um fim de vida melhor.

Nada se conquista por acaso. Há ambientes em que há certa vaidade e reserva de espaço de cada profissional. Na instituição em que fui aluno e trabalho, a professora de Gerontologia e Geriatria Interdisciplinar, Vilma Câmara, empunhava a bandeira da interdisciplinaridade[38] na geriatria e expandia sua mensagem para todo o hospital e outras instituições. Com o envelhecimento da população, outras especialidades passaram a precisar desse olhar e cuidado interdisciplinar com pacientes complexos. Os cuidados paliativos se configuraram como nova especialidade a partir de cuidados a pacientes portadores de câncer sem perspectiva de cura. Posteriormente, foram expandidos para pacientes geriátricos e portadores de outras doenças ameaçadoras da vida, apresentando importante declínio de suas funcionalidades, tornando a interdisciplinaridade mais importante em cada dia de trabalho dos profissionais de saúde.

A interdisciplinaridade é a atuação de diferentes profissionais que dialogam entre si em um trabalho conjunto para tomar as melhores decisões para seus pacientes com vistas aos aspectos físicos, psíquicos, sociais e espirituais. O médico responsável lidera uma equipe composta de enfermeiro, fisioterapeuta, terapeuta ocupacional, psicólogo, nutricionista, psicólogo, assistente social e um capelão, com troca de conhecimentos de cada área configurando a interdisciplinaridade. O ganho de cada um cresce a ponto de haver transdisciplinaridade, em que cada profissional adquire conhecimentos e experiências que o permite antever e participar na tomada de decisões inerentes a outras áreas. Exemplifico com esta situação de vida real a seguir:

---

[38] Uma abordagem de pacientes multiprofissional em que os profissionais de saúde não atuam isoladamente, estanques, mas de modo integrado com troca de informação e conhecimentos.

Na UTI

Joana tinha 49 anos, padecia de insuficiência cardíaca grave, refratária ao tratamento clínico, sem possibilidade de tratamento por transplante cardíaco. Uma miocardiopatia periparto era a causa de sua insuficiência cardíaca. Ela já estava intubada e sedada com morfina e recebendo altas doses de aminas vasoativas (dobutamina e adrenalina). Essas drogas aumentam a pressão arterial, melhoram o bombeamento do sangue e melhoram o desempenho da circulação. Uma técnica de enfermagem me informou que a pressão arterial tinha reduzido ainda mais. Eu estava me encaminhando para avaliar outro paciente. Estalei os dedos e disse: "Adrenalina: aumente mais 5 mL/h na bomba infusora". O fisioterapeuta que acompanhava o caso conjuntamente mirou meus olhos sobre a máscara de proteção e disse: "Tem certeza, WB?". Eu respondi: "Não". Virei para a técnica de enfermagem, também experiente e conhecedora do caso, e disse: "Não, não aumente mais a dose". O fisioterapeuta e a técnica de enfermagem respiraram aliviados. Estávamos todos em comum acordo que aquele aumento de dose iria prorrogar o processo de morte de Joana em mais algumas horas sem trazer qualquer benefício físico, psicológico, social ou espiritual para ela mesma e seus familiares que já aguardavam a consumação de sua morte.

Os cuidados paliativos são aplicados no ambulatório, em domicílio, casas de repouso ou no hospital. Eles não podem ser confundidos com somente "cuidado de fim de vida". Os cuidados de fim de vida são uma fase do cuidado em que somente os cuidados paliativos são aplicados. Utilizamos um termo em inglês de difícil tradução para outras línguas: "*hospice*". Outro dia assistia a um filme francês em um serviço de *streaming* e uma das personagens estava internada em um *hospice*. O termo foi traduzido como sendo "hospício", mas a paciente não era psiquiátrica. De fato, "*hospice*" pode ser traduzido como "hospedaria", mas não significa exclusivamente um local. Ele significa uma modalidade de tratamento de cuidados paliativos de fim de vida para aqueles pacientes que têm uma perspectiva de sobrevida de cerca de seis meses por causa de uma doença grave incurável. O *hospice*, portanto, pode existir em um hospital geral ou em uma clínica especializada em *hospice*. Sua missão visa ao eficaz controle da dor e de outros infortúnios para dar uma morte digna aos pacientes. Precisamos e precisaremos de muitos *hospices* daqui por diante com profissionais capacitados. E ser capacitado nessa área do cuidado à saúde significa não somente estudo, treinamento e diploma, mas ser imbuído de *humanismo e sensibilidade*.

Uma das pérolas da literatura de não ficção da área de cuidados paliativos para leigos, profissionais de saúde e estudantes das áreas da saúde é o livro do doutor Derek Doyle com o título *Bilhete de Plataforma*. Imperdível leitura, comovente muitas vezes, mostra a experiência dele como um médico de *hospice*. O título se refere a uma metáfora utilizada por uma paciente comparando o médico que a acompanha no seu fim de vida a um amigo que compra um bilhete de plataforma — como se fazia antigamente na Europa — para acompanhar o amigo até a plataforma de trem para a despedida antes da grande viagem. É bem assim que os médicos e a equipe fazem nos cuidados de fim de vida. Se o médico assistente estiver capacitado a fazer esse acompanhamento, melhor ainda. Esse final e despedida merece ser o mais digno, menos doloroso, menos sofrido possível.

Luta

Assisti a algumas lutas de UFC pela TV. Fico impressionado com a dedicação dos lutadores profissionais. Vi um lutador levar muitos golpes e sangrar, sangrar e sangrar; o sangue se espalhava por seu corpo em gotículas, mas ele não desistia. Retornava para cada round de 5 minutos. Nos pequenos intervalos, sua equipe cuidava de seus ferimentos, tentava estancar o sangramento. Ele voltava à luta e sangrava novamente. O sangue aparecia em gotas por todo seu corpo. Não desistia. Ele não fugia à luta. Ele perseverava na esperança de acertar aquele golpe no adversário que mudaria toda a história de uma luta que se encaminhava para sua derrota. O médico se assemelha aos lutadores de UFC com frequência. Muitas vezes o médico entra em lutas contra doenças graves, comorbidades e complicações com seus pacientes e familiares. Um dia é uma notícia melhor, e em outro vêm as notícias ruins. A luta para salvar uma vida é um trabalho árduo de dedicação e perseverança.

Outras vezes o trabalho médico se assemelha a um jogo de xadrez. Com seu conhecimento e experiência, você move uma peça e aguarda a resposta do adversário que é a doença ou o microrganismo. O resultado pode ser satisfatório, para a alegria e satisfação de todos, ou não, para a tristeza de todos. Então você move outra peça e aguarda novamente a resposta. O importante é estar na disputa de cabeça erguida e fazendo o melhor que se sabe ou se pode fazer pelo paciente e pelos familiares. E, mais que isso, saber até onde ir com os exames e tratamentos, porque o melhor para o paciente tem que ser sempre o objetivo. A perseverança não pode ser confundida com obstinação terapêutica, com a aplicação de tratamentos fúteis que não trarão mais qualquer benefício à pessoa sob seus cuidados.

24

A ESPERANÇA É A ÚLTIMA QUE MORRE

> [...] a incerteza da ciência também traz esperança.
> (Jerome Groopman)

Na mitologia grega, Zeus ficou furioso porque Prometeu roubara o fogo e o entregara aos humanos. Zeus então condenou Prometeu a ficar acorrentado às montanhas do Cáucaso. Um abutre comeria o fígado de Prometeu diariamente. Zeus ofereceu a filha dele, Pandora, a Epimeteu, irmão de Prometeu. Prometeu aconselhou o irmão a não aceitar presente de Zeus. Mas Epimeteu a aceitou como esposa. Zeus lhes presenteou com uma caixa, mas ordenou que jamais a abrissem. Um dia, Pandora não resistiu e a abriu. Da caixa, saíram todos os males que afligem a humanidade: velhice, guerras, ódio, sofrimento, doenças, inveja, ganância, desentendimentos. Mas no fundo da caixa havia algo muito importante: esperança.

A esperança é intimamente ligada ao trabalho médico. A esperança da cura, a esperança do alívio da dor e a esperança de dias melhores e, do ponto de vista espiritual, a esperança da alma quando não há mais esperança para o corpo. A esperança está relacionada ao prognóstico das doenças, aquilo que esperamos acontecer com a intervenção médica ou cirúrgica para modificar a história natural de uma doença, ou seja, seu prognóstico se nenhuma intervenção médica ou cirúrgica for adotada.

Os avanços tecnológicos e científicos das últimas décadas do século 20 e das primeiras do século 21 melhoraram nossa capacidade de fazer diagnósticos, de tratar e curar doenças. Avançamos, mas avançamos em menor escala em nossa capacidade de prognosticar, de prever e dizer ao paciente e aos familiares qual será a evolução precisa da doença com ou sem alguma intervenção médica ou cirúrgica. O prognóstico acabou tendo sido deixado algo de lado nos currículos acadêmicos no mundo.

Médicos e equipes médicas têm uma visão subjetiva de prognóstico fundamentada em conhecimentos científicos. A experiência pessoal de cada membro de uma equipe médica ou multiprofissional baseada em casos previamente tratados da mesma doença tem seu valor quando se fala de prognóstico. Por outro lado, existem escores de risco e tabelas que podem auxiliar na avaliação de risco e prognóstico em diversas doenças. Nos dois casos, não existe precisão: é um trabalho de predição probabilística. Em um artigo de 2015 da *Canadian Family Physician (Le Médecin de Famille Canadien)*, Herman Yeung, Paul Cheon e Vincent Maida referem-se ao prognóstico como uma ciência (previsão ou *foreseeing*, em inglês) e uma arte (predição ou *foretelling*, em inglês). Prever é fundamentado em ciência (e experiência pessoal do médico assistente e da equipe); predizer é uma arte que demanda técnica e habilidade comunicativa por parte do médico, igualmente importante para o paciente e seus familiares. Apesar disso, não é incomum os médicos errarem o prognóstico de um paciente. Outras vezes, o médico erra na arte de comunicar esse prognóstico por falta de habilidade comunicativa ou por dificuldade pessoal de dar más notícias. A medicina não é uma ciência exata, então trabalhamos com probabilidades. Há variáveis não mensuradas. A força que cada ser humano é capaz de reunir e utilizar interiormente, assim como uma expectativa de resolução de algum conflito familiar ou a força da fé e das orações de outros, pode interferir no prognóstico. Mas há aquelas situações em que não esperamos mais um milagre porque os milagres não acontecem todos os dias no que tange às doenças — embora aconteçam. Cabe ao médico e à equipe serem racionais e usarem de franqueza nesses momentos dificílimos para pacientes e familiares.

Podemos retirar a esperança de um paciente? Se o paciente ou familiar não perde a esperança da cura, não cabe ao médico e a nenhum membro de uma equipe multidisciplinar retirar-lhe o que lhe resta de esperança, justamente por causa de variáveis não compreendidas plenamente pela ciência, entre elas a fé e a espiritualidade. Mas cabe ao médico dar informações verdadeiras fundamentadas na ciência e em sua experiência pessoal profissional.

Há a esperança verdadeira e a falsa esperança. A esperança que uma equipe de saúde tem por obrigação oferecer é a verdadeira. Um médico jamais deve enganar um paciente ou seus familiares com falsas esperanças, como bem ressalta o doutor Jerome Groopman no seu lindo livro *The Anatomy of Hope* (*A Anatomia da Esperança*).

A falsa esperança vem sob a alegação de não fazer o paciente sofrer ou não deixar o médico sofrer dando "más notícias", adotando uma estratégia de negação da realidade de um diagnóstico e prognóstico difíceis. É uma fuga da "má notícia". Mas a falsa esperança rouba do paciente a possibilidade de escolhas baseadas na realidade de sua situação de saúde, rouba a possibilidade de resolução de pendências e conflitos da vida social e espiritual em tempo hábil, o que pode lhe dar paz nos momentos finais de vida terrena.

Todo paciente tem direito à verdade. A falsa esperança pode advir do que chamamos *conspiração do silêncio*. Essa é aquela situação em que familiares pedem para que não seja informado o diagnóstico e prognóstico de uma doença grave ao paciente. Entretanto, com o passar do tempo, o paciente percebe que sua situação não melhora, que seus familiares mudaram o olhar, o comportamento. Sua intuição o faz perceber que há algo sendo ocultado. O paciente percebe a gravidade da situação no olhar de médicos e equipe de saúde. Portanto, a *conspiração do silêncio* deve ser evitada por meio de conferências com familiares no decorrer do tempo. Apesar de os familiares alegarem que preferem esconder a verdade para evitar sofrimento e depressão do paciente, o médico deve expor as desvantagens dessa estratégia. Posso dizer que não é fácil e você leva muito tempo para aprender a lidar com essa situação e convencer familiares, sobretudo quando essas questões não são abordadas nos currículos médicos apropriadamente ao molde de aulas como *"A vida como ela é..."* ou *"O que você efetivamente enfrentará um dia na sua vida pessoal e profissional"*.

Há situações que nos surpreendem? SIM! Quantas vezes vimos pacientes graves em setores de terapia intensiva, em estados críticos, e que achávamos que iriam morrer ao lado de outro em melhor situação. E, no final, saíram andando depois que o paciente em melhor perspectiva de cura faleceu. Portanto, não podemos "roubar" a esperança de pessoas. Desde que haja honestidade, franqueza, verdade, sem obstinação terapêutica ou tratamentos fúteis, esperança é a última que morre, mas a esperança verdadeira.

25

O MOMENTO DE PARAR

É importante preparar a saída de cena. Não é sempre fácil. Pode ser até muito difícil. Reconhecer nossa limitação para alguma atividade prazerosa exercida durante anos é um ato de sabedoria. Requer uma força interior que poucos podem avaliar a verdadeira dimensão, a não ser que passem por ela. O médico, o cirurgião, o piloto, o motorista de veículos: todos terão que parar um dia quando o corpo e a mente não mais têm a mesma força, flexibilidade, reflexos, velocidade de raciocínio necessários para essas tarefas ou profissões. Relatos como este a seguir nos suscitam autorreflexão, autoconhecimento e a necessidade de pensar o futuro, mesmo que ele esteja aparentemente distante.

Situação 1

— Doutor Bruno, eu fui ao consultório do doutor Aurélio. Ele é bonzinho, mas... — dona Glória hesitou por alguns segundos, tomou coragem e prosseguiu. — Ele está muito envelhecido. Coitado! Ele parecia estar com sono. Suas mãos tremiam. Sua caneta não funcionava. O aparelho de pressão também não funcionava. Nem conseguiu verificar minha pressão. Faltava avental. O consultório, antigo, estava cheio de poeira. Claro que a secretária também tem culpa, né, doutor? Ela também já está com idade bem avançada. Ela trabalha há muitos anos com ele, sabe. Tudo estava tão velho lá... O senhor tem outro ginecologista pra me indicar?

Situação 2

A filha médica trouxe seu velho pai para uma avaliação cardiológica. Ele era um antigo médico ginecologista de um bairro de uma grande metrópole. Sofria de doença de Parkinson, apresentava rigidez e muito tremor. Ele tinha parado de atender em seu antigo consultório há apenas um mês. Enquanto eu o atendia, seu celular não parava de tocar. Eram antigas pacientes "desesperadas" por uma consulta. Queriam ao menos um último atendimento com seu médico de confiança. A filha atendia às ligações justificando a interrupção das atividades profissionais do pai, bastante debilitado pela doença. Francamente, fiquei a pensar como ele conseguira atender até pouco tempo atrás com a saúde tão debilitada.

Situação 3

O velho dentista parou sua atividade profissional depois que teve uma perna fraturada em uma queda de escada em sua casa. Seu telefone não parava de tocar. Eram pacientes em busca de seu competente trabalho. A esposa atendeu muitas dessas ligações quando ele não podia atendê-las.

— Alô. É o celular do doutor Miguel?

— Sim. Quem deseja falar com ele?

— Aqui é uma cliente. Perdi um bloco e tenho uma festa de casamento neste fim de semana. Preciso de um atendimento, um encaixe na agenda.

— Ele aposentou-se — respondeu a esposa do dentista.

— Mas ele não pode fazer isso. Ele é meu dentista desde meus 15 anos de idade.

— Que idade você tem agora, minha filha?

— 60.

— Minha filha, procure outro dentista — respondeu, desligando o telefone.

A menos que o estudante de Medicina tome alguma atitude deliberada para buscar informação e capacitação para lidar com pacientes longevos que desejam continuar a dirigir veículos, ele terá dificuldade para abordar o tema com seus pacientes. Em geral, as faculdades de Medicina não oferecem uma boa formação para avaliação de condutores de veículos automotores. Essa avaliação é feita pelo especialista formado em medicina de tráfego no Brasil, mas no primeiro dia de consultório pode ocorrer uma situação como esta:

Situação 4

As duas filhas acompanhavam seu pai, de 92 anos de idade, durante a consulta. Depois do exame clínico, com ele já vestido, uma delas disse:

— Doutor, preciso que convença papai a parar de dirigir. Ele não está mais na idade para dirigir. Nossa família anda muito preocupada. Pessoas que andaram no carro com ele perceberam que ele não vem dirigindo bem. Mas ele insiste, e não quer parar.

Olhei em direção ao paciente, que retorquiu com severidade:

— Bobagem! Eu tenho condições de dirigir. Elas querem que eu fique dependente delas. Preciso do carro pra fazer compras. Preciso passear. Resolver meus problemas no banco. Preciso do carro. Vou renovar minha carteira no ano que vem. Dirijo melhor que muita gente jovem por aí.

Dirigir relaciona-se com nossa independência. Começar a dirigir automóveis é um momento inesquecível porque aprendemos uma nova habilidade que permite a locomoção para lugares distantes de maneira independente e autônoma. A partir do momento em que se pode ter seu próprio automóvel, a vida se transforma para sempre. Uma das decisões difíceis para quem tem idade avançada é parar de dirigir, especialmente para os homens. Mas chega um dia em que as condições físicas, decorrentes do envelhecimento ou de doenças, obrigam-nos a tomar essa decisão. É fácil falar, é fácil recomendar, mas não é fácil para o paciente deixar de exercer uma atividade que lhe rendeu os prazeres da autonomia e independência durante anos. Isso deve ser respeitado e contemplado com empatia, pois parar de dirigir pode diminuir o nível de atividade, aumentar o isolamento social e facilitar o advento de sintomas depressivos.

A decisão de parar de fazer alguma atividade prazerosa é muito difícil. Parar de dirigir automóveis é muito difícil para muitas pessoas. É semelhante a parar de atender no consultório para um médico ou dentista, ou parar de operar para um cirurgião que perdeu sua habilidade manual depois de muitos anos de salas de cirurgias.

Muitos motoristas idosos passam a evitar estradas de grande movimento ou de alta velocidade, evitam horários noturnos ou de hora de rush, espontaneamente, ao perceber a diminuição natural dos reflexos e diminuição da acuidade visual. Mas isso pode não ser suficiente e alguns não percebem a própria limitação ou se recusam a admiti-la.

São os familiares e amigos que percebem as dificuldades crescentes para dirigir do paciente de idade avançada que, mesmo que perceba, tem enorme dificuldade em admitir suas falhas ao volante. Os familiares devem estar atentos para um conjunto de mudanças de comportamento do motorista idoso à direção. **Conjunto de comportamentos que devem ser observados:**

- ter dificuldade para encontrar o caminho do destino;
- errar na ultrapassagem;
- hesitar na mudança de pista;
- sinalizar inadequadamente na pista;
- exceder o limite de velocidade ou dirigir muito devagar;
- reduzir inadequadamente a velocidade;
- não respeitar a distância correta entre os veículos;
- errar ou demorar excessivamente nos cruzamentos ou nas curvas;
- não reagir ao comando do semáforo;
- pequenas, mas frequentes batidas e arranhões nas laterais do carro.

Todos nós envelhecemos, mas não necessariamente de modo igual. Um homem ou uma mulher de 80 anos de idade pode ter melhor desempenho ao volante que outro da mesma idade ou ainda muito mais jovem. A capacidade de dirigir independe da idade cronológica. Uma pessoa com 100 anos de idade ou mais pode dirigir desde que apresente as condições clínicas e neuropsicológicas necessárias. Ela depende de quatro situações fundamentais:

- capacidade cognitiva: atenção, função executiva, função visual/espacial;
- capacidade auditiva/visual: a audição é importante, enxergar adequadamente é necessário;
- função motora: força dos membros, reflexos, capacidade de girar o pescoço;
- doenças que podem trazer risco para a direção: risco de convulsão, de desmaio, de alteração da mente por quedas súbitas da glicose no sangue ou aumento de pressão arterial ou arritmias graves e AVC.

Dirigir requer muitas funções cognitivas complexas. Precisamos de boa atenção visual, de bom discernimento visuoespacial, de boa capacidade de planejar, executar as ações planejadas e inibir ou mudar de estratégia em tempo hábil, em segundos, para evitar acidentes. Essas funções podem estar reduzidas ao ponto de limitar a habilidade do motorista idoso, seja por doença, envelhecimento acentuado ou por conta de medicamentos comumente prescritos para problemas comuns nos idosos.

Nossa visão precisa ser adequada à direção. A catarata reduz progressivamente a capacidade de enxergar de maneira tão lenta que o paciente pode somente perceber quando já em fase avançada. O glaucoma, doença ocular caracterizada por pressão alta nos olhos, reduz a visão lateral progressivamente de modo que o paciente parece enxergar através de um buraco pequeno e arredondado de fechadura.

Nossas pupilas, "as meninas dos olhos", têm um comportamento excepcional. Para aumentar a capacidade de enxergar, elas dilatam-se quando há pouca luz no ambiente, e reduzem seus diâmetros (ficam pequeninas como dois pontos pretos no meio da íris, a parte colorida dos olhos) quando há muita luz. Esse reflexo das pupilas à luz ou à escuridão depende do bom funcionamento do sistema nervoso autônomo (a parte de nosso sistema nervoso que funciona independentemente de nossa vontade para manter o funcionamento das batidas do coração, da respiração, dos intestinos e da entrada de luz pelos olhos). Esse sistema nervoso autônomo comanda nossas funções orgânicas sem que precisemos pensar para que nosso coração bata, para respirar, para nosso estômago e intestino movimentarem-se ou para que as pupilas reajam à luz. Com o envelhecimento, esse reflexo das pupilas se torna mais lento, e o médico especialista em medicina de tráfego ou o oftalmologista avalia a resposta desse reflexo apresentando uma luz bem forte, seguida da solicitação para ler uma letra logo após. Isso caracteriza a capacidade de voltar a enxergar ao ser confrontado com a luz forte de faróis de outros automóveis nas estradas. Muitos idosos passam espontaneamente a não dirigir à noite, mas outros insistem e aumentam o risco de acidentes e lesões a outras pessoas. Tem que se estabelecer uma conversa honesta com esses pacientes nessas horas.

Alguns idosos têm uma ou mais doenças que diminuem muito a habilidade para dirigir ou aumentam o risco de um mal súbito ao volante. Hipertensão não controlada, diabetes mal controlado com riscos de hipoglicemia, convulsões, demências. Outras vezes, medicamentos como antialérgicos, sedativos, ansiolíticos, medicamentos para insônia, antidepressivos, relaxantes musculares, medicamentos para cólicas podem diminuir a habilidade ao volante e causar acidentes, especialmente em alguém que já possui alguma limitação.

A responsabilidade do médico e do paciente condutor é enorme no que concerne à segurança do próprio condutor, das pessoas que estão no carro ou das pessoas que estão nos outros veículos e pedestres. Tragédias podem acontecer subitamente por causa de uma perda da consciência por algum mal súbito a que todo motorista está sujeito. Mas se a probabilidade de um mal súbito ocorrer (mesmo que passageiro) for alta, médicos e pacientes devem preveni-la. O médico deve estar preparado para uma conversa franca e assertiva com o motorista idoso que apresenta limitações em suas habilidades. Ele deve saber usar de todo seu poder de convencimento com empatia e assertividade. O médico tem um poder de convencimento baseado na confiança depositada em si por seus pacientes e familiares. E esse poder de convencimento se baseia também no conhecimento adquirido durante anos de estudo acerca de doenças e alterações fisiológicas do envelhecimento que conferem as dificuldades à direção.

Estratégias para convencer o longevo a parar de dirigir:

- negociar progressivamente;
- garantir transporte alternativo;
- diminuir distâncias/passageiro;
- recomendações por escrito;
- convencer pelo risco de lesão a terceiros;
- convencer pela conscientização da redução dos custos do dia a dia;
- desativar o carro;
- levar o carro a outro lugar.

O médico deve fazer por escrito a recomendação de não dirigir, especialmente se o paciente estiver sozinho durante a consulta. E precisa registrar na ficha ou prontuário do paciente por conta de sua responsabilidade legal, mesmo não sendo perito de medicina de tráfego. O ideal seria um canal direto de médicos assistentes com o Departamento de Trânsito, com o objetivo de alertar o especialista em relação à limitação para direção.

O argumento mais forte para se convencer uma pessoa é o do risco de lesão e morte de terceiros. A conscientização de que a pessoa idosa não deseja sofrer com sentimento de culpa pela lesão ou morte de pessoas da família ou de desconhecidos que transitavam pelas ruas. (No decorrer dos anos vi e ouvi situações trágicas como essas acontecerem.) Parar é uma decisão difícil para um motorista de longos anos sem acidentes, mas é necessário, como há um momento para todas as coisas como nos diz Eclesiastes. Adicionalmente, é importante ajudar a considerar alternativas de transporte para que essa pessoa que perde o benefício da condução possa se locomover e manter sua qualidade de vida o mais próximo de suas expectativas possível.

O motorista, como o médico, o cirurgião e o dentista, devem saber o momento de parar.

26

O AERONAUTA

Médicos têm muitas estórias para contar.

No consultório médico

Em um dia de consultório cheio de pacientes a aguardar na sala de espera, entra a terceira pessoa a ser atendida. Observo a ficha e, depois de ler seu nome e idade, leio a profissão: aeronauta. Ele era obeso, tinha a tez morena, olhos verdes e me parecia muito familiar. Perguntei se trabalhava para a Companhia Aérea X. Ele respondeu que sim. Então, por curiosidade, perguntei-lhe se fazia voos do Rio de Janeiro para Buenos Aires. Ele também disse que sim. Coincidentemente, eu havia viajado a Buenos Aires há cerca de dois anos e, apesar de não ser o melhor dos fisionomistas, eu o reconheci como o piloto daquele voo. Logo estabelecemos uma boa relação médico-paciente e ele ficou mais à vontade para falar de suas queixas.

— Há duas semanas, senti uma forte dor no peito que durou algumas horas. Era noite e não quis incomodar minha esposa. Cheguei a suar frio sentado na cama. Depois deitei novamente — disse ele.

— Como era a dor?

— Parecia uma pressão no meio do peito e irradiava para trás, para as costas, e para o pescoço também.

— O que estava fazendo na hora?

— Estava deitado, dormindo. Fui acordado pela dor que foi aumentando gradativamente.

— Quanto tempo durou?

— Cerca de uma hora e meia a duas horas. Fiquei parado. Só levantei pra beber um copo d'água quando estava aliviando.

— Algo fazia piorar? Algum movimento? Quando andou até a cozinha para beber água, por exemplo?

— Não, doutor.

— Apresentou náusea ou vômitos?

— Não. Bem, um pouco de náusea talvez.

— É diabético?

— Sim. Há oito anos.

— Fuma?

— Nunca fumei.

— Pressão alta?

— Sim — fitou-me nos olhos. — Controlada. Tomo dois medicamentos — acrescentou ele, mostrando as caixas com os nomes dos medicamentos e a anotação de como os tomava.

— Colesterol alto ou triglicerídeos?

— Sim. Os dois são altos. Não tomo remédios, mas faço dieta e caminhadas três vezes por semana durante uma hora. Parei somente de um mês pra cá por causa de uma dor no tornozelo. E muito trabalho também. Muitas horas de voo, claro.

— História familiar de infarto ou angina na família?

— Desconheço.

— Estresse? Muito?

— Como todos os brasileiros — respondeu com um sorriso discreto.

— Tire a roupa para eu examiná-lo. E deite-se sobre a maca. Barriga pra cima. OK?

Deitou-se com alguma dificuldade de barriga para cima. Eu o examinei. Exceto pela obesidade, não detectei anormalidades no exame físico. Em seguida, fiz seu eletrocardiograma e vi o que temia.

— Seu exame físico é normal. Mas suas queixas de dor no peito e sudorese que sentiu há quase duas semanas e as alterações que vejo aqui no seu eletrocardiograma indicam que você sofreu um infarto agudo do miocárdio naquele dia — disse esticando a folha do traçado eletrocardiográfico.

Ele me fitou com olhar de apreensão.

— E agora, doutor?

— Temos que fazer um ecocardiograma para ver a contratilidade das paredes de seu coração, ver a extensão da lesão que ficou, um exame de sangue. E precisará de um cateterismo também.

— Mas eu tenho que voar hoje.

— Você trabalharia hoje? Digo, pilotaria ainda hoje?

— Sim. Hoje à noite.

— Não. Não pode. Vista-se que precisamos conversar.

Ele se vestiu e sentou-se na cadeira à minha frente. Pronto para me ouvir.

— Você não pode pilotar uma aeronave com um infarto que acabei de detectar.

— Bem, tem sempre um piloto de reserva para situações de impossibilidade do piloto escalado para o voo programado.

— Para onde você voaria hoje?

— Buenos Aires.

A distância entre Rio de Janeiro e Buenos Aires, na Argentina, em linha reta de avião, é de 1.996 quilômetros (1.221 milhas) e leva cerca de duas horas e trinta minutos à velocidade de 800 km/h a muitos metros de altitude, com baixa oxigenação e possíveis situações de estresse durante o voo, embora tranquilo na grande maioria das viagens. Buenos Aires fica mais perto do que muitas capitais brasileiras. Mas não importa a distância, a velocidade, a altitude, a aeronave ou quantas pessoas são transportadas, para não falar das pessoas abaixo ou nos arredores. Pilotar uma aeronave é uma enorme responsabilidade.

Retirei o fone do gancho, estiquei o braço e ordenei:

— Ligue agora — disse em tom de comando, entregando-lhe o aparelho.

Ele telefonou para a companhia aérea finalmente.

Todas as profissões são importantes. Algumas envolvem risco para uma ou muitas pessoas de diferentes idades e histórias. Para determinadas profissões, competência, assertividade e atitude salvam muitas vidas. Não escrevi recomendação ou atestado médico, e não pedi que ele simplesmente telefonasse de casa para dizer que não poderia voar naquele dia. Naquele momento em que peguei meu telefone e ordenei que ligasse imediatamente, sem subterfúgios, mostrei que era terminantemente importante que não comandasse uma aeronave para a segurança dele e dos demais passageiros. Da mesma forma que o piloto da aeronave só levanta voo se todos os ponteiros e comandos do avião estiverem adequados, não poderia haver dúvidas das condições de saúde do piloto. Ele mesmo concordou.

O Centro Médico Aeroespacial (Cemal) no Brasil e centros de controle de outros países fazem um rigoroso controle de rastreamento e de avaliação da saúde de pilotos para emitir o Certificado Médico Aeronáutico (CMA). Situações que escapam a esse controle são raríssimas, como pode ser constatado pelos baixos índices de acidentes aeronáuticos no Brasil e no mundo. Contudo, todos os médicos nos ambulatórios, consultórios e hospitais podem passar por situações que demandam atitude. Há o momento em que a atitude faz a diferença. O médico tem que ter esta habilidade: saber comunicar a má notícia, saber tomar a atitude certa no momento certo para o bem do seu paciente e de outras pessoas. Vida de médico é assim.

Amém.

27

"Y A-T-IL UN MÉDECIN DANS L'AVION?" (HÁ UM MÉDICO A BORDO?)

Foi com a elegância desse título em forma de pergunta que o doutor Frédéric Lapostolle e colaboradores iniciaram seu artigo para a revista médica francesa *Presse Medicale* em 2010. O título chamava a atenção dos médicos para um tema que ganhara maior atenção devido ao aumento do número de passageiros e das distâncias percorridas em cruzeiros aéreos, que, por consequência, aumentou o número de ocorrências médicas durante viagens aéreas. Assim, quando algum passageiro se sente mal durante um voo, a chefe de bordo da tripulação pergunta se há algum médico a bordo. Quase todos os médicos passageiros escutam esse chamado a bordo de aeronaves algum dia ou noite na vida; sobretudo os que viajam com frequência e por longas distâncias.

Os dados acerca de ocorrências são pouco precisos. Estima-se cerca de 350 ocorrências médicas por dia durante voos no mundo, ou uma a cada 14 a 39,6 mil passageiros, mas talvez você já tenha sido sorteado em algum voo internacional com uma ocorrência dessas. Felizmente, a grande maioria é de situações clínicas sem gravidade, relacionadas ao aparelho digestivo na maioria das vezes (25%), seguidas de problemas cardiológicos (10%) e neurológicos (10%). O tema se tornou tão relevante que o Conselho Federal de Medicina do Brasil publicou um manual de orientações gerais para médicos a bordo de aeronaves em 2018. Espero que as faculdades de Medicina sigam o mesmo caminho na formação de futuros médicos.

Algumas pessoas passam mal porque não se adaptam bem às condições internas de baixa pressão, baixa umidade e baixa oxigenação das cabines de aeronaves durante voos; sobretudo, pessoas que apresentam doenças preexistentes. As ocorrências mais comuns são enjoo, dor de cabeça, mal-estar inespecífico, dor abdominal. Queda ou aumento da pressão arterial podem ocorrer, assim como falta de ar, cólicas relacionadas a cálculos, crises anginosas, infarto ou convulsões, conforme doenças preexistentes do passageiro. Na maioria, não são situações graves que ocorrem, mas podem ocorrer até paradas cardíacas (cerca de mil por ano no mundo). E o médico deve ser auxiliado pela tripulação, que é treinada em socorro e utilização de equipamentos médicos e desfibrilador automático externo.

É um momento para se manter a calma em situação difícil, apresentar-se como médico ao passageiro que passa mal, solicitar um intérprete (se necessário) e lhe pedir consentimento para examiná-lo se as condições momentâneas do voo permitirem. É importante esclarecer a situação e acalmar o paciente e quem está à volta dele, especialmente familiares, outros passageiros e tripulação. Nem sempre é necessário retirar o passageiro de seu assento, mas o lugar de melhor espaço para exame médico é aquele onde os alimentos são armazenados no avião (a tripulação o chama de *galley*). As aeronaves são obrigadas a ter equipamentos médicos para atendimento médico para manutenção de vias aéreas, medicamentos básicos e até desfibriladores automáticos externos autoexplicativos. Em situações graves, cabe ao "médico-passageiro" que assiste um passageiro passando mal fornecer as informações à tripulação e ao comandante do voo para que ele tome as decisões possíveis e necessárias quanto ao desvio de voo, aterrissagem em aeroporto com capacidade de receber a aeronave, conforme o tamanho, e o passageiro que passa mal, entre outras questões. Uma equipe médica especializada deve estar presente no aeroporto para possível necessidade de suporte técnico a distância. Anotações sobre história e exame físico do passageiro atendido são importantes nos casos graves.

Posso dizer que é uma situação desagradável para um médico que busca relaxar durante um voo como todos os demais passageiros. Atender alguém no espaço exíguo de um assento de avião em meio a outros passageiros é difícil. A ausculta é prejudicada pelo ruído local. Mas, além de ressaltar a importância de um médico em qualquer lugar, edifica a profissão. As intervenções médicas em voos são codificadas nos moldes do "bom samaritano", como uma ação voluntária, mas o médico pode estar sujeito às questões legais de ordem profissional, sujeitas às leis do país onde a aeronave foi registrada. De qualquer forma, as leis protegem profissionais quando escolhem ajudar outros que estão doentes ou feridos.

Mas por que essas pessoas passam mal durante voos? Para responder a essa pergunta, é importante retornar a conhecimentos adquiridos no século 18. Sim, imaginem: século 18! A humanidade foi construindo conhecimentos de "tijolinho a tijolinho" para termos o conforto de hoje. Robert Boyle (1627-1691) foi um filósofo natural (um cientista! Lembra?), químico e físico irlandês. Ele se destacou no âmbito da física e química. Em seus estudos, ele concluiu que, sob temperatura constante, a pressão dos gases é inversamente proporcional ao volume. Essa é a Lei dos Gases ou a Lei de Boyle-Mariotte. Quanto menor o volume de um recipiente (ou ambiente), maior a pressão de um gás e quanto maior o volume do recipiente (ou ambiente), menor é a pressão de um gás (e vice-versa), desde que mantido na mesma temperatura.

Um conhecimento é que, quando atingimos altitudes muito elevadas, a pressão atmosférica diminui e há certa dificuldade para o ar entrar em nossos pulmões. Machu Pichu, na Cordilheira dos Andes peruana, por exemplo, está a 2.450 metros de altitude em relação ao nível do mar. Então imaginem quando um avião faz um cruzeiro a uma altitude de 10 mil pés (3.048 metros) em média. A pressão atmosférica fica muito baixa e a concentração de oxigênio no ar diminui. Enquanto no nível do mar um oxímetro de pulso indica uma saturação de oxiemoglobina de 96-97% em pessoa saudável, a 8 mil pés, o mesmo oxímetro acusará uma saturação de 83% e somente 78% a 15 mil pés. Por isso, as cabines de aviões precisam ser pressurizadas para aumentar a pressão interna da cabine como se estivéssemos a uma altitude de até cerca de 2.400 metros para dar o melhor conforto possível a todos durante a viagem — mas percebam que a cabine do avião ainda é hipobárica (tem baixa pressão), apesar da pressurização.

De nossa parte, contraímos nosso diafragma para baixo de forma a expandir os pulmões (aumentando o volume e reduzindo a pressão interna de nossos alvéolos pulmonares), para o ar de fora deles entrar e nos oxigenar (isso é lindo!). Se a pressão do ar na cabine estiver muito baixa, cai nossa oxigenação. Contudo, o volume de um gás normalmente presente nas cavidades de um corpo (ouvido interno, seios da face, trato gastrintestinal, entre outros) aumenta e pode causar sintomas (Lei dos Gases).

Temos as seguintes situações: expansão dos gases de 20 a 30%, hipóxia moderada, baixa umidade, além da falta de ambiente adequado para o atendimento. Então, "passageiros-médicos" levam quatro mensagens para o interior de um avião (que você também pode saber):

- a Lei de Boyle: a pressão dos gases é inversamente proporcional ao volume desde que mantido a uma temperatura constante. Recipiente pequeno, ou seja, volume pequeno, implica maior pressão do gás. Recipiente maior, ou seja, maior volume, implica menor pressão do gás no interior do recipiente. Portanto, as cavidades pequenas podem sofrer com uma pressão maior do gás no estômago, nos seios paranasais, ouvidos, por exemplo;
- maior altitude implica menor pressão atmosférica (inversamente proporcionais também);
- a oxigenação é menor dentro da cabine;
- a umidade é reduzida na cabine.

Há outros pontos importantes a serem lembrados em uma viagem aérea longa. A flora intestinal de quem come uma dieta do Ocidente é diferente daquela de quem come uma dieta de um país do Oriente. Então é preciso ter precaução ao ingerir alimentos exóticos ou outros com os quais não estamos acostumados para não passar por dificuldades clínicas do intestino durante o voo.

Uma outra situação pode acontecer. Você entenderá com os personagens a seguir.

Uma taça de vinho no voo

Olavo e Diva retornam para casa em um voo da Europa para a América Latina. No voo serviam refeições e bebidas.

— Olavo, você quer que eu aceite vinho para você beber o meu também? — perguntou Diva.

— Claro. Peça vinho tinto. Tinto, hein! Não se esqueça. Não quero nem água. Quero aproveitar o vinho francês.

— Tudo bem. Eu só quero beber água — respondeu Diva.

Olavo bebeu seu vinho e o de Diva também. E ainda solicitou mais uma garrafinha à comissária de bordo.

Cerca de 40 minutos depois, Olavo queixava-se de um mal-estar difícil de descrever, uma garganta seca, um peso na cabeça, um desconforto geral. Danou a beber água e comer biscoitos para ver se melhorava. Urinou muitas vezes em seguida. Demorou, mas passou seu mal-estar. Foi difícil. Por quê?

Olavo esqueceu-se de que a umidade é baixa na cabine do avião. Bebidas alcoólicas ressecam o organismo em vez de hidratar. A combinação de ambiente seco e excesso de álcool desidrata e gera o mal-estar da desidratação. Felizmente, ele não precisou acionar a tripulação para pedir auxílio médico durante o voo. Apenas incomodou bastante quem estava ao lado dele por pedir para ir ao banheiro com frequência.

— Melhor beber somente uma taça de vinho durante o voo... e mais água na próxima vez, Olavo — disse-lhe Diva.

Boa viagem!

28

NOVAS IDEIAS: POR QUE NÃO?

A imaginação, a originalidade e ousadia acompanham os médicos felizes desde os tempos antigos. Durante os anos de prática, depois de muitos conhecimentos e experiência adquirida, começamos a perceber que regras e determinados paradigmas podem e devem ser quebrados para o bem do paciente e de seus familiares. A doutora Nise da Silveira (1905-1999) mudou a história da psiquiatria ao incluir a arteterapia nos cuidados aos pacientes psiquiátricos institucionalizados quebrando o paradigma do tratamento psiquiátrico na década de 1940.

Outras quebras responsáveis de regras e paradigmas são adotadas por médicos e outros profissionais no dia a dia da assistência.

Os turcos

Doutor Alk e eu fomos chamados ao mesmo tempo para atender um paciente em fase avançada de uma doença hematológica na casa dele, nos anos 1990. Alk como clínico, e eu como cardiologista, porque o paciente tinha uma arritmia além de sua doença de base. Alk conhecia Rodolfo há mais tempo que eu, e ambos — Alk e Rodolfo — tinham em comum o fato de serem descendentes de turcos que imigraram para o Brasil. Chegamos juntos ao endereço do paciente.

Rodolfo tinha o semblante do desânimo de um paciente com doença crônica debilitante. Tinha queixas de palpitação e não suportava mais as refeições que ele chamava de "comida de hospital" em sua casa. Deixei que Alk fizesse seu exame físico à vontade. Em seguida, eu o examinei e fiz o eletrocardiograma de Rodolfo. Tranquilizamos Rodolfo e seus familiares. Não havia uma urgência. Não seria necessário interná-lo.

Em um dado momento, o doutor Alk surpreendeu a todos nós. Ele sacou um embrulho de dentro da bolsa, estendeu-o em direção a Rodolfo e disse:

— Toma, Rodolfo. Turco melhora com quibe. Coma!

Rodolfo disse que aquele era um dos melhores quibes de sua vida.

Quebrar regras e paradigmas pode transformar vidas. Quando o tempo de vida que resta é curto, as prioridades são outras. Os serviços de assistência médica e social precisam captar essa mudança de prioridades que ocorre nessa fase e adaptar suas regras às necessidades humanas daquele momento. Então vejamos:

Quebrando regras

Antônio tinha apenas 34 anos de idade e pouco tempo de vida pela frente. Talvez, algumas semanas. Uma doença reumatológica avançada o acometera gravemente. Restrito à cama hospitalar, não tinha sequer capacidade de se alimentar sozinho, embora estivesse lúcido e orientado. Sua esposa fora autorizada a dar-lhe as principais refeições à boca diariamente em sua unidade de internação. Ela não faltava jamais nos horários determinados pelo hospital. Como Antônio não aceitava mais a comida do hospital, foi autorizado que ela lhe trouxesse a comida deliciosa, preparada pela esposa que ele tanto amava. Esse era um momento sublime para Antônio.

Um dia aconteceu o grotesco. Alguém proibiu que familiares trouxessem refeições de casa para os pacientes porque houve um caso em que o familiar de um paciente passou a trazer refeições inapropriadas ao paciente diabético do leito ao lado. Não se fez apenas uma advertência ao familiar. Todos os pacientes do hospital ficaram peremptoriamente proibidos de receber qualquer alimento que não fosse do próprio hospital.

Antônio parou de se alimentar. Entrou em depressão. A esposa indignou-se: "Meu marido está no fim da vida. Como podem fazer isso com ele? Por que não posso trazer a comida de casa pra ele?".

Felizmente, houve vozes contra essa medida entre os profissionais da saúde. E Antônio passou a receber a deliciosa refeição de sua esposa até o fim de sua vida, duas semanas depois.

Leram o livro do doutor Gawande antes de mim?

Visitei Teresa no asilo. Ela tinha sido minha babá. O asilo para idosos em Valença era um dos melhores que visitei na vida. Era para pessoas carentes com ou sem possibilidade de pagar e mesmo assim pagar aquilo que era possível. Era dirigido por freiras que entregavam suas vidas para cuidar de mais de 80 idosos e idosas naquele município no interior do estado do Rio de Janeiro. Todos os municípios deviam se programar para estabelecer asilos para cuidar de idosos de maneira organizada e humana como aquele de Valença, mesclando trabalho voluntário e trabalho remunerado.

Eu tinha acabado de ler *Mortais*, do médico e escritor Atul Gawande. Além de extraordinário humanismo envolvendo os cuidados de fim de vida, o livro traz ideias extraordinárias de quebra de paradigmas no trato diário de doentes e na gestão humanizada de pessoas institucionalizadas. Eu percebi no decorrer de mais de 30 anos de medicina — reforço com Gawande o coro de que *"quando chega a fragilidade da vida por envelhecimento ou doença crônica incurável — e ameaçadora da vida —, tudo o que o paciente deseja é conforto e companhia"*.

Quando comentei com Irmã Ruth sobre o livro e suas ideias inovadoras, ela me surpreendeu com uma notícia boa. No asilo, havia uma visita regular de professores e alunos da faculdade de Veterinária da cidade. Eles traziam diferentes animais e transformavam esse dia de visita em um dia muito especial no asilo. Indaguei se alguém tinha lido o livro do doutor Gawande antes de mim.

29
NOVAS IDEIAS E OUTRAS NÃO TÃO NOVAS ASSIM

O casamento da medicina: interdisciplinaridade

Por que ter aulas somente com médicos na faculdade de Medicina? Ideias novas e eficazes interessam não somente aos formadores de novos médicos. Elas interessam à sociedade que receberá os cuidados dos futuros novos médicos. O ensino médico precisa de ideias iluminadoras, exequíveis, de baixo custo e eficazes. É importante aprimorar o ensino médico para atender às demandas de cada paciente individual e da sociedade. A medicina precisa de casamentos... Casamentos?! Vou explicar melhor com uma palavra: interdisciplinaridade. Uma interdisciplinaridade iniciada nas faculdades, ou seja, durante a formação profissional. O homem é um ser biológico, psíquico, social e espiritual. O homem é complexo. As situações que envolvem o homem individual são complexas. O conhecimento de diferentes disciplinas é vasto. O homem é o todo, é o fim com toda a sua complexidade.

Os alunos de Medicina, em todas as faculdades de todos os países, deviam ter aulas prioritariamente com professores de Medicina. Contudo, precisam ter aulas com professores — ou profissionais atuantes de reconhecida experiência e inquestionável didática — de enfermagem, psicólogos, nutricionistas, assistentes sociais, fisioterapeutas, terapeutas ocupacionais, cirurgiões-dentistas, capelães profissionais, filósofos, sociólogos, antropólogos. E vice-versa: estudantes de outras áreas da saúde deveriam ter aulas com os demais profissionais também. Isso não significa substituir ou fazer o trabalho do outro. Significa somente que o conhecimento e as técnicas devem ser compartilhados em prol do aprimoramento da formação em benefício do paciente.

Storytelling: uma ferramenta de ensino

Novas ferramentas de ensino são bem-vindas. Segundo uma definição pragmática de *storytelling*, ela é "a *tecnarte* de elaborar e encadear cenas, dando-lhes um sentido envolvente que capte a atenção das pessoas e enseja a assimilação de uma ideia central". Vejam que esse encadeamento de cenas que pode ser a história evolutiva de um paciente com sinais e sintomas de alguma doença capta a atenção e enseja a assimilação de uma ideia central. É uma ferramenta extraordinária de ensino que pode ser aplicada nas aulas de maneira agradável e atrativa, superando os inúmeros casos clínicos "frios", friamente apresentados em aulas teóricas, do tipo "MJL, 25 anos, sexo masculino, branco, natural da Bahia, residente no Rio de Janeiro, queixa-se de falta de ar...". Isso não significa que os casos clínicos sejam inúteis. Pelo contrário. Mas a introdução de *storytelling*, com um pouco de estória, ou uma *real life situation*, ou uma situação de vida real, torna o aprendizado mais agradável, humano e mais próximo da realidade, com maior atenção e assimilação do que por meio de um caso — digamos — "frio".

O *storytelling* pode contribuir para além de uma ideia central na elaboração de um diagnóstico ou de uma ou mais condutas diagnósticas e terapêuticas. Ela é uma ferramenta útil para abordar e estimular a empatia e o humanismo na formação profissional. E isso interessa a toda a sociedade.

O exemplo que vem do Canadá

Vejam um exemplo que vem do Canadá. O aumento da parcela de pessoas idosas na sociedade está associado ao aumento de pessoas com múltiplas comorbidades atendidas nos serviços de saúde. Esse fato aumenta a necessidade do ensino médico e de outras áreas da saúde abordarem a questão das comorbidades com maior frequência a cada dia. Os doutores Osmun, Kim e Harrison, do Canadá propuseram recentemente uma forma de ensino fácil e de baixo custo, sem alta tecnologia, mas eficiente para chamar a atenção de seus alunos de Medicina para a questão das múltiplas comorbidades. Após examinar um paciente, eles anotavam em diferentes pedaços de papel cada doença do paciente. Juntavam as doenças crônicas (por exemplo: diabetes, depressão, reumatismo) em um envelope com a anotação "crônica" e a aguda (exemplo:

pneumonia) no envelope com a anotação "aguda". Em seguida, conforme retiravam os pedaços de papel com as anotações das doenças, os alunos anotavam, nas colunas de doença crônica ou aguda em um quadro ou tela, as doenças retiradas dos envelopes. E, igualmente importante, faziam considerações sobre as implicações e o impacto de cada doença para o paciente, profissionais de saúde, médicos envolvidos e — também importante — os efeitos sobre os familiares próximos. Ressaltavam a importância dos efeitos das diferentes doenças sobre o paciente e a família com uma visão mais ampla e humanista. Posteriormente, determinavam quais exames seriam necessários, e que consultas com especialistas seriam solicitadas. A partir dessa visão ampliada, identificavam qual disponibilidade de suporte existia na comunidade e família. Até nós, como pacientes, podemos utilizar ideias assim na hora de pensar nosso estado de saúde antes da próxima consulta. Pensar e fazer uma lista de doenças crônicas existentes (quando, como, e que tratamentos já foram realizados) e relatar as novas queixas ao seu médico pode melhorar o entendimento do médico e o resultado do tratamento.

A arte no ensino da medicina

A contemplação de uma obra de arte demanda atenção. Um quadro de Pieter Brüegel (1525/30-1569), o Velho, por exemplo, demanda uma grande atenção do observador. São obras ricas em detalhes. Na verdade, há muitas outras obras de artistas que podem ser utilizadas para ensino mundo afora. Muito se pode observar de um *portrait* (retrato): um olhar de felicidade, de reprovação, de infelicidade. A arte aguça a capacidade de observação clínica. O exame de um paciente à procura de sinais que apontem para determinado diagnóstico também requer atenção aos detalhes por parte do médico. Esse treinamento da capacidade de observação e busca pelo que não é perceptível à primeira vista pode ser útil, agradável e levado como experiência para o resto da vida profissional.

30

DOS SINAIS E SINTOMAS À AVALIAÇÃO FUNCIONAL

A avaliação clínica tradicional contempla uma preocupação de rastreio de fatores de risco e de doenças que possam contribuir para comprometer a saúde física e mental de uma pessoa. Mas a medicina contemporânea enfrenta um enorme desafio por causa de seu sucesso na prevenção e enfrentamento de doenças agudas e crônicas: o envelhecimento da população, esse aumento da parcela de pessoas idosas nas sociedades. Os idosos estão há mais tempo sujeitos aos fatores de risco, que aumentam os riscos de doenças, e às ações de doenças crônico-degenerativas mais prevalentes nessa população, como doença de Alzheimer, osteoartroses, doenças neurológicas, doenças do coração, entre outras que podem estar presentes concomitantemente (comorbidades). Independentemente de doenças, o avançar de idade aumenta o risco de desenvolvimento de fragilidade do corpo humano. Isso aumenta a preocupação com um problema que afeta diretamente a população idosa: o declínio da funcionalidade. Portanto, é preciso adotar ações de preservação da cognição, da autonomia e da independência da pessoa idosa.

Hoje e, sobretudo, nos próximos anos, mesmo que o médico não seja um geriatra, diversos especialistas, especialmente os que atendem maior número de idosos, precisam ampliar o horizonte de avaliação de seus pacientes idosos para uma perspectiva que vai além das doenças físicas nas quais desenvolveram alta expertise por meio de especialização. A primeira etapa desse processo é desviar o foco da "medicina centrada na doença" para a "medicina centrada na pessoa": cuidar da pessoa que tem a doença é mais importante que cuidar da doença que está na pessoa humana. É fundamental perceber, estudar o idoso que está diante de você, com esperança, em busca de atendimento profissional.

A maioria das pessoas que atendo em meu cotidiano não tem medo de morrer. Elas têm medo de ficar dependentes de outras pessoas. Elas têm medo de dar trabalho a outras pessoas da família. Esse aspecto deve fazer parte da avaliação e preocupação do médico. O ponto importante da medicina contemporânea de atendimento aos idosos é a avaliação da funcionalidade da pessoa idosa ("seu estado funcional"). O que é "funcionalidade"? É a capacidade de cuidar de si mesmo, de gerir a própria vida, de "funcionar sozinho" onde vive. Para "funcionar sozinho", é necessário gozar de duas coisas muito importantes de que mal nos damos conta quando as temos: autonomia e independência. Mas qual a diferença entre autonomia e independência?

- *Autonomia:* é a capacidade própria de decisão e comando sobre as ações, estabelecendo e seguindo as próprias regras. A pessoa é capaz de tomar suas próprias decisões no dia a dia. Exemplo: "Amanhã, eu quero almoçar ao meio-dia, e não às 14h". Você tem autonomia para decidir a que horas você irá almoçar.

- *Independência:* é a capacidade de realizar alguma ação com os próprios meios, refere-se à capacidade de execução do que foi decidido. Exemplo: "Eu queria almoçar ao meio-dia amanhã, mas não consigo porque dependo que alguém prepare a refeição para mim". Você pode tomar a decisão de almoçar ao meio-dia, mas não pode executá-la por causa de algum declínio funcional como mobilidade reduzida ou dificuldade cognitiva para preparar a refeição.

É importante ter em mente que a perda de autonomia e de independência por causa de declínio funcional na terceira idade prejudica mais a qualidade de vida do que a presença de algumas doenças e aumenta mais o gasto de pacientes e familiares do que certas doenças também. Para avaliar a funcionalidade de pessoas idosas, existem escalas que ajudam a não deixar passar despercebidas determinadas alterações nas atividades de vida diária, que podem ser classificadas em básicas e instrumentais. As básicas compreendem "a habilidade do idoso de executar atividades que lhe permitam cuidar de si e viver independente em seu meio" (Galera; Rebouças, 2005; Costa *et al.*, 2001). São atividades muito simples. Na verdade, tão simples que, sendo jovens saudáveis, nem nos damos conta de sua grande importância:

- *tomar banho sem ajuda;*
- *vestir-se sem ajuda;*
- *higiene pessoal;*
- *transferência do quarto de dormir para outro cômodo;*
- *continência urinária e fecal;*
- *alimentar-se com as mãos, sem ajuda.*

As atividades instrumentais de vida diária (AIVDs) compreendem a "habilidade do idoso para administrar o ambiente onde vive, tornando sua vida independente" (Galera; Rebouças, 2005; Costa; Monego 2003; Costa *et al.*, 2001; SBGG). Uma escala utilizada para essa avaliação é a *Escala de Lawton* para saber se o idoso consegue sem ajuda (3 pontos), com ajuda parcial (2 pontos) ou não consegue (1 ponto):

- *usar o telefone para receber e fazer chamadas;*
- *ir a lugares distantes, usando algum transporte;*
- *fazer compras;*
- *preparar as próprias refeições;*
- *arrumar a casa;*
- *fazer pequenos reparos ou trabalhos manuais domésticos;*
- *lavar e passar roupa;*
- *tomar remédios na dose e horários corretos;*
- *cuidar das finanças.*

Como a *Escala de Lawton* para avaliar as atividades instrumentais de vida diária contém nove perguntas, a pontuação máxima é de 27 pontos para quem não precisa de ajuda para realizá-las. Claro que muitas dessas atividades não são realizadas por comodidade durante quase toda a vida por causa da presença de empregadas domésticas (mais raras a cada dia), cônjuges ou outros que assumem essas tarefas, mas é importante saber se o idoso é capaz em caso de necessidade.

Envelhecemos de maneiras diferentes uns dos outros. Seja pela genética, pelo estilo de vida, por hábitos ou questões sociais. Dois indivíduos de 70 anos de idade podem ter aspectos totalmente diferentes, mesmo que tenham a mesma condição social. Uns apresentam múltiplas comorbidades enquanto outros são fortes e saudáveis para a idade. Os médicos devem ter em mente que muitos dos estudos realizados para testar a eficácia e segurança de medicamentos e procedimentos médicos ou cirúrgicos novos são realizados em pessoas mais jovens ou em idosos com poucas comorbidades ou saudáveis. Essa situação exige que o médico seja altamente cauteloso na tomada de decisão no momento de se prescrever um novo medicamento ou indicar um novo procedimento intervencionista ou cirúrgico.

Quando se recebe um paciente idoso para atendimento, é preciso ter uma visão clara de quem está diante de você. Na verdade, é importante você mesmo ou o seu familiar também ter essa consciência. São quatro tipos:

- *idoso robusto;*
- *idoso frágil;*
- *idoso frágil de alta complexidade;*
- *idoso em fase final de vida.*

O idoso robusto é aquele saudável ou com doenças leves ou bem controladas que não aumentam de maneira importante seu risco de vida em situações de estresse físico ou mental. O idoso frágil, seja homem ou mulher, magro(a) ou obeso(a), mesmo sem outras doenças que contribuam para sua debilidade física, é aquele que é vulnerável aos agentes estressores por não ter reserva funcional suficiente dos diversos órgãos e sistemas (nervoso, circulatório, respiratório, excretor, endócrino) para enfrentá-los. Um sistema pode estar mais comprometido que outro. É comparável a um automóvel de motor 1.0 tentando fazer uma ultrapassagem em uma pista de subida enquanto um automóvel de motor 3.4 o faria com muito maior facilidade porque tem maior força para atender à necessidade de ultrapassagem. Um idoso frágil não tem ou tem capacidade limitada de reagir e enfrentar as demandas de um agente estressor, como uma infecção ou uma cirurgia.

Não é critério clínico para tachar um idoso de frágil, mas suspeitamos que um idoso tenha fragilidade quando apresenta motivos para declínio funcional iminente: idade maior ou igual a 80 anos, cinco ou mais doenças (polipatologia) habitualmente associadas à polifarmácia (uso de cinco ou mais medicamentos regularmente), subnutrição ou emagrecimento significativo não intencional recente, internações recentes e/ou risco psicossociofamiliar alto (a chamada "insuficiência familiar" não é incomum nas sociedades ocidentais e pode ser tão ou mais importante que insuficiência cardíaca, renal, hepática ou insuficiência respiratória). Já o idoso frágil com declínio funcional estabelecido caracteriza-se por dificuldade de locomoção, instabilidade postural (risco de quedas), perda importante de massa muscular, emagrecimento não intencional recente, incontinência urinária, incapacidade cognitiva e até incapacidade para se comunicar.

Esses idosos oferecem alguns desafios aos médicos e profissionais de saúde. Manifestam suas doenças de modo diferente dos adultos mais jovens. Muitos adquirem pneumonia sem apresentar febre alta, tosse, dor no tórax ou alterações nos glóbulos brancos no exame de sangue. Eles podem expressar apenas um cansaço, mudar o semblante, aumentar a frequência respiratória, mudar o comportamento ou ficar confusos. Uma infecção urinária pode manifestar-se apenas por agitação psicomotora e confusão mental. No paciente demenciado, uma agitação pode ser decorrente apenas de uma constipação intestinal de alguns ou muitos dias que ninguém tenha percebido ou valorizado.

O idoso frágil de alta complexidade apresenta os problemas anteriormente descritos, ou parte deles, com doenças de alta complexidade e alto grau de dependência e perda de autonomia que dificultam os diagnósticos precisos e as tomadas de decisão para tratamentos úteis.

O idoso em fase final de vida exige uma abordagem exclusiva de cuidados paliativos de fim de vida em que se opta por dar conforto, prevenir e amenizar qualquer sofrimento em um plano terapêutico previamente acordado entre paciente, familiares, médico e equipe de saúde. Repetindo: à aproximação do fim de vida de alguém, não cabem frases como *"Não há mais nada a fazer"* ou *"Este paciente está fora de possibilidade terapêutica"*. Pelo contrário, essa é uma fase em que há muito o que fazer! Há muito a fazer para prevenir e amenizar sofrimentos causados por dor, náusea, vômitos, constipação. Há muito que fazer para dar conforto e apoio físico, psicológico, social e espiritual.

A avaliação da cognição (capacidade mental de compreender e resolver os problemas do cotidiano), do estado do humor (refere-se à motivação), da mobilidade e da capacidade de comunicação do paciente é parte importante da avaliação médica ou geriátrica ampla. Existem escalas, questionários e métodos para avaliação que fogem ao escopo desta obra, mas que estão amplamente disponíveis na internet ou nos livros-textos para médicos e profissionais de saúde.

A avaliação do "estado funcional" e rastreio de fragilidade do idoso pode interessar até mesmo aos economistas e gestores de saúde aliados dos números — tão criticados por mim nesta obra de não ficção —, incentivadores das consultas de 7 a 15 minutos, da medicina com pressa e de alta produtividade, porque ela contribui para reduzir custos e evitar exames, procedimentos e tratamentos fúteis — muitos de alto custo — absolutamente desnecessários de acordo com o estado do paciente. Possivelmente, após seus cálculos econômicos, não simplesmente por questões humanitárias de se poder atender mais pessoas com os mesmos baixos recursos, mas por aumentar a lucratividade das empresas, haverá uma conscientização da importância de uma avaliação médica do idoso sem tanta pressa.

Diferentemente do slogan *"One size fits all"* ("Um tamanho serve para todos"), após conhecer melhor a pessoa que está diante dele, conhecendo bem seus valores de vida, o médico tem o desafio de proceder às ações de prevenção, de reabilitação, de terapias modificadoras das doenças e de cuidados paliativos de maneira individualizada. Individualizada porque envelhecemos uns diferentemente dos outros, adquirimos doenças diferentes, e temos valores e objetivos diferentes que nos conferem narrativas de vida diferentes. É preciso enxergar além da especialidade em um órgão ou disciplina, é preciso conhecer o todo para tomar melhores decisões. É o melhor que o especialista de qualquer área pode fazer por seu paciente.

31

DO LATIM: *SCROTU*

Uma grande falha da reforma da grade curricular das últimas décadas foi a retirada do ensino do latim, da qual derivam idiomas tão importantes, como o italiano, francês, espanhol, português, catalão, galego, provençal e romeno. Foi nas aulas de anatomia humana que aprendi muitos termos em latim por obrigação e percebi como era importante conhecer a raiz das palavras, mesmo que fosse de uma "língua morta"; mas nem tão morta assim, já que estava tão presente em meus atlas de anatomia do *Sobbota*.

Certa vez, li em um caderno cultural de um jornal de grande circulação no Brasil que Gabriel García Márquez escrevia com um dicionário ao lado porque gostava de trazer à tona palavras que caíam em desuso em seu tempo. Lembro-me, humildemente, de ter aprendido em *Cem Anos de Solidão* que "humor aziago" significava "humor agourento", "humor em que há infortúnio ou infelicidade", "que pressagia desgraça". Enquanto em outro caderno cultural de outro jornal brasileiro de grande circulação (viva os cadernos culturais que nos induzem a comprar e assinar jornais e livros!), li que Julian Barnes, por sua vez, gosta da multiplicação do significado das palavras. Mas um idioma não contém somente palavras bonitas. Há as feias também. Palavras feias, conforme o ponto de vista. Feias, mas cumprem sua missão. "Escroto" é palavra originária do latim "*Scrotu*". É o nome dado à bolsa músculo-cutânea que alberga os testículos e epidídimos. Ela é usada pejorativa e coloquialmente também para designar o desonesto, sem princípios ou o arrogante e grotesco.

Ele é um...

Certo dia, fui à enfermaria visitar Leito 7. Saber como passava, resultado de exames realizados e se já havia alguma previsão de alta.

Ele estava coberto até a cabeça pelo lençol. Aproximei-me e o chamei pelo apelido que incorporara.

— Leito 7? F..., é você?

— Claro! Queria que fosse *Faulstaff*? Policarpo Quaresma? — respondeu mal-humorado.

Eu me surpreendi que ele conhecesse esses personagens de Shakespeare e de Lima Barreto. Sorri, é claro. Mas ele não estava nada bem humorado. Então perguntei:

— O que aconteceu?

— Nada, exceto que aquele seu professor ali é um *escroto*. Fiz algumas perguntas, e ele nem me deu atenção. Não tinha tempo. Mas não foi só isso. Tem que ver como ele trata os pacientes aqui. Um escroto! Parece que tem um rei na barriga. E como ele trata os alunos! Não dá pra suavizar, não. É um *escroto* mesmo!

O professor estava saindo da enfermaria com um grupo de alunos. Eu acho que ele não ouviu. Tentei apaziguar.

— Mas ele é bom médico, muito conceituado, bom professor. Maior autoridade aqui na sua doença.

— Ele pode ser a maior autoridade na minha doença, mas não em gente com essa doença. Isso é jeito de se falar com doentes?! Ele chega perto do doente com os alunos, diz que o doente tem isso ou aquilo, diz aos alunos que não tem tratamento e que o paciente vai morrer em seis meses. O paciente começa a chorar. E ele vai embora, sem dar uma palavra a mais. Médico tem que ser autoridade em gente, em seres humanos, não somente em doenças. Pra mim, ele não serve. É um *escroto*! Prefiro me tratar com outro médico que saiba um terço do que ele sabe, mas que me trate com dignidade.

— Compreendo você.

— Compreendeu?! Pois é ...ele é um ESCROTO!

Leito 7 me dava mais uma lição em meio à sua indignação. Há médicos com graves falhas de comunicação e de relacionamento com pacientes. Muitas vezes o problema vem de estudante, e isso não é melhorado durante os anos de formação. A graduação não treina os acadêmicos em habilidades comunicativas. Habilidades comunicativas não são exploradas como deveriam. Outras vezes, há o problema do temperamento ou mesmo do caráter, e isso também passa despercebido; sobretudo se o aluno se destacar, técnica e cientificamente, nas provas, nas apresentações de trabalhos em congressos, nos conhecimentos de estatística e expertise em programas estatísticos. Esses são os alunos valorizados pelos professores em muitas universidades nos dias atuais da medicina tecnológica, da produção científica apressada, sobrecarregada, e sem valorização do ensino de humanidades, da comunicação e da pessoa humana. A consequência é esse mal-estar e insatisfação dos pacientes e familiares na sociedade.

32

MD, MSC, PHD: QUE SIGLAS SÃO ESSAS?

Tudo bem: parece uma sopa de letrinhas. Em todo o mundo, os médicos vivem no mundo das siglas de seus títulos (credenciais). Nada de mais. Elas nos facilitam o rápido entendimento do que significam. Mas você não é obrigado a saber tudo. Não fique constrangido de perguntar o que significam. Grande parte delas refere-se a títulos em inglês. Preciso antes falar com franqueza sobre títulos. No decorrer dos anos de convivência com médicos com e sem títulos, pude perceber a verdadeira dimensão de seus valores: eles não significam necessariamente que um médico é melhor que outro. Uma sigla que é utilizada por médicos de língua inglesa é "MD". Ela se refere a *Medical Doctor* ou *Doctor of Medicine*. Mas também se refere a *Medicinae Doctor* ou *Medicinae Docteur*, em latim. Nestes tempos de globalização da economia e também da medicina, utilizar "MD" relacionado ao latim ou à língua inglesa é pertinente. Muito melhor que a política reducionista dos economistas de rotular médicos e demais profissionais de saúde de "prescritores" e "não prescritores", respectivamente; ou ambos de *"healthcare providers"* e o paciente de *"healthcare consumer"*. "MD" refere-se a todas as pessoas graduadas em medicina: médicos.

"MSc" (*Master in Sciences ou Mestre em Ciências*) refere-se a todo aquele que concluiu um curso de mestrado. O curso de mestrado contempla estudos de pesquisa científica, estudos de revisão de determinado tema na área de ciência e estudos de didática geral. "PhD" (*Philosophiae Doctor*, em latim, ou Doutor em Filosofia, em português) foi criado nas primeiras universidades europeias quando ainda não utilizávamos o termo "ciência", e sim "filosofia natural" ou "filosofia da natureza" para se referir à ciência. Daí a sigla "PhD" para quem concluiu uma pós-graduação com nível de doutorado[39]. O doutorado confere o título de "doutor" ou "PhD" no mundo a pós-graduandos que acrescentaram novo ou novos conhecimentos científicos à humanidade por meio de pesquisas científicas originais. São aqueles "tijolinhos" maiores ou menores, conforme a relevância dos estudos, que cada doutor acrescenta ao conhecimento humano.

Como o paciente se orienta em meio a todas essas siglas? A verdade número 1 é que todas as pessoas que buscam aprofundar seus conhecimentos em cursos de pós-graduação tendem a aprofundar conhecimentos científicos em áreas específicas de alta especialização e adquirem conhecimentos aprofundados do método científico. O ideal de um médico é a dedicação à assistência, pesquisa e ensino em tempo integral, bem divididos, se possível. A verdade número 2 — e talvez a mais importante — é que títulos não significam que um médico seja melhor que outro. Grandes médicos MD, com curso de graduação em medicina e residência médica ou pós-graduação, sem outras credenciais, imbuídos de raciocínio clínico claro, bom senso acima de tudo, atualizados, boa experiência prática, com ouvidos abertos à ciência consistente e ao paciente real, com habilidades comunicativas, empatia e formação humanística robusta, são melhores para seus pacientes e familiares que portadores de títulos sem essas características. Se o médico, com MSc e PhD, reúne essas características, ótimo para quem recebe seus cuidados também. A boa assistência é independente de títulos conquistados durante a carreira individual. O *fellow*, cuja tradução para o português significa "camarada" ou "companheiro", é um título obtido por meio de análise de currículo e de cartas de apresentação por parte de presidentes das sociedades médicas locais por membros da sociedade pretendida, mantendo participação assídua nas atividades científicas e educacionais continuadas da referida sociedade médica internacional. São conquistas de um profissional. Dito isso, cito a seguir algumas siglas de títulos que poderão ser encontrados em publicações, receituários, carimbos, letreiros ou nos jalecos de médicos. Não precisa decorar. Você poderá consultar algumas destas siglas aqui, se algum dia desejar:

---

[39] A Física e a Medicina têm uma origem comum. Como a biologia antiga, a medicina pertencia à física (*physique*) no que tange à "filosofia natural" ou "filosofia da natureza", que era o estudo dos fenômenos naturais (ou ciência). Pessoas dedicadas à filosofia natural (não se usava a palavra "ciência"), especialmente ao estudo dos fenômenos da natureza (físicos), diferenciaram-se na dedicação aos fenômenos do corpo humano dando origem à medicina (BRUNCHWIG J.; LLOYD G.; PELLEGRIN, P. **Le Savoir Grec. Dictionnaire critique**. Nouvelle Edition revue et augmenté. Flammarion, 2011).

- MD – Medicinae Doctor, Medicinae Docteur, Medical Doctor, Doctor of Medicine
- MSc – Master in Sciences (Mestre em Ciências)
- PhD – Philosophiae doctor (em latim), Phylosophy Doctor (em inglês), Doutor em Filosofia [Natural], Doutor em Ciências
- FESC – Fellow of the European Society of Cardiology
- FACC – Fellow of the American College of Cardiology
- MPH – Master in Public Health
- FRCP – Fellow of the Royal College of Physicians
- FRACP – Fellow of the Royal Australasian College of Physicians
- MRCPI – Member of the Royal College of Physician of Ireland
- FACP – Fellow of the American College of Physicians
- FACS – Fellow of the American College of Surgeons
- FRCS – Fellow of the Royal College of Surgeons

33

O FUTURO: INTELIGÊNCIA ARTIFICIAL, *BIG DATA* E MEDICINA DE PRECISÃO

A evolução tecnológica da medicina caminha a passos largos neste início de século 21. A prática clínica tende a ser profundamente transformada por ela. Não adianta reclamar. É preciso acompanhar as novas tecnologias que trazem benefício à prática clínica e cirúrgica e, claro, ao paciente. Não é inteligente recusar o conforto, a eficácia e a segurança que a evolução tecnológica traz a nosso cotidiano de médicos e pacientes. Só não é inteligente perder a humanidade por causa da tecnologia. Os seres humanos terão muitos ganhos se souberem utilizar essa evolução em proveito dos cuidados de sua saúde. Cabe ao médico estudar muito, atualizar-se e saber elencá-las nos momentos apropriados. Os celulares, na versão smartphones, tornaram-se ferramentas importantes para o cotidiano das pessoas. Novos aplicativos que analisam a frequência dos batimentos cardíacos detectam a presença de anormalidades do ritmo do coração (arritmias), medem a pressão arterial. Esses aplicativos seguirão medindo diferentes elementos do sangue para detectar anormalidades precocemente ou ajudar no controle de doenças diversas. Novos chips vêm sendo desenvolvidos por pesquisadores para monitoramento e controle de doenças crônicas.

Um médico especialista analisa e emite o laudo de determinado exame de imagem hoje. Outro especialista experiente revisa o laudo e concorda ou discorda, e ambos emitem o laudo definitivo, especialmente em casos de exames de imagem. A inteligência artificial reúne inúmeros dados de diferentes exames de eletrocardiogramas ou de ecocardiogramas ou de tomografias computadorizadas dos pulmões ou de ressonâncias magnéticas da cabeça ou de outras partes do corpo humano e fornece o laudo diagnóstico de seu exame. O laudo passará a ser fornecido por um software de inteligência artificial e será revisado somente por um médico especialista, enquanto o outro terá sido dispensado. Todos os estudantes e médicos terão que buscar diferenciação cada vez maior na profissão nos próximos anos. Estamos em uma fase de transição nestas primeiras décadas do século 21. Um novo mundo está à nossa porta.

Uma característica do médico e de profissionais de saúde (que a inteligência artificial não é capaz de alcançar) é que somente o ser humano pode perceber as inflexões de voz, a mudanças na respiração, a ruborização, o comportamento durante seu relato e durante o exame físico. Interessantemente, essas observações estão presentes nos grandes clássicos da literatura e nos livros de bons escritores ficcionais em diferentes situações de seus personagens. Ainda, será importante saber observar o paciente que está à sua frente, ou deitado em um leito na prática clínica. Todo esse conjunto de observações cuidadosas faz parte da análise e do esclarecimento diagnóstico para evitar possíveis erros diagnósticos.

A telemedicina é um desafio para médicos. O óbvio distanciamento de uma consulta por meio virtual favorece equívocos diagnósticos, sobretudo quando o médico jamais examinou o paciente presencialmente. O atendimento virtual tem maior propensão a ser uma medicina apressada, "centrada em doença": "você tem ou não tem determinada doença e pronto". Por outro lado, pode trazer benefício ao paciente que se encontra em local distante e não tem a possibilidade de estar presente junto a determinado especialista. Para seguradoras de saúde, é a apoteose da lucratividade das consultas baratas realizadas por médicos que não tocam os pacientes. É algo a pensar. É preciso analisar onde cabe a consulta virtual realizada com total segurança para o paciente de modo a evitar desperdício de tempo e recursos materiais que beneficiem o paciente verdadeiramente.

A *medicina de precisão* é um conjunto de técnicas para tratar os pacientes de maneira personalizada. Ela vem avançando, sobretudo no campo da oncologia clínica. *Precisão* é um nome forte ainda nos nossos dias. Outro nome, mais apropriado, é *medicina personalizada*. "Personalizada" é um adjetivo melhor porque essa medicina se refere ao estudo genômico (estudo do DNA) do paciente, do tipo de câncer, por meio de testes moleculares e sequenciamentos genéticos de última geração, do histórico pessoal e familial do paciente, de seus hábitos e estilo de vida para prevenir ou escolher as melhores drogas e tempo de tratamento de um paciente individual. Graças ao avanço da medicina genômica, poderemos descobrir quais pacientes realmente se beneficiarão do uso de determinado quimioterápico para determinado tipo de tumor ou de ácido acetilsalicílico (AAS®) com ou sem estatinas para a vida inteira para prevenir ou tratar eventos gerados por fenômenos aterotrombóticos, como infarto ou acidente vascular cerebral, e quais precisariam somente utilizar por período de tempo limitado. A medicina genômica poderá explicar por que alguns pacientes com perda da contratilidade cardíaca apresentam menor carga de sintomas e sinais de insuficiência cardíaca que outros e, dessa forma, auxiliar na escolha dos melhores medicamentos. É a medicina personalizada em expansão para um dia atingirmos, quem sabe, a maior precisão possível.

O professor Pedro Schestatsky, no belo livro *Medicina do Amanhã*, vaticina que a medicina do futuro será caracterizada por 5 Ps: *preditiva, preventiva, proativa, personalizada* e *parceira*. Essa medicina já é necessária hoje. Contudo, nenhuma evolução tecnológica disruptiva será suficiente se não houver empatia do médico e dos demais profissionais de saúde no atendimento. Como ressalta o doutor Robert Wachter, no livro *The Digital Doctor*, pelo menos, hoje e nos próximos anos, a chamada *big data* (um grande volume de informações computadorizadas em alta velocidade) "*é apenas uma ferramenta útil. Nada mais, nada menos*". O importante é saber utilizá-la em benefício do paciente e do desenvolvimento do trabalho do profissional de saúde e do pesquisador em saúde, tendo-se em mente vieses relacionados à alimentação de dados, ao fator humano (tanto do profissional quanto do paciente individual) dentro de um contexto clínico, psicológico, social e espiritual.

As informações precisam estar claramente acessíveis ao médico. Pacientes idosos têm um longo histórico de condições clínicas relevantes desde a infância que contribuem para as decisões de quais exames e quais medicamentos serão benéficos ou não ao paciente. Mas, se o médico enterrar sua cabeça na tela do computador, sem fazer uma escuta atenciosa, observando o paciente para compreendê-lo em sua linguagem verbal e não verbal, estará fadado ao erro e a uma relação médico-paciente insatisfatória. Ademais, o próprio paciente sentir-se-á desconfortável e inseguro percebendo um médico ou médica que permanece com a mente mergulhada na tela do computador enquanto ele relata seu problema. É possível que você já tenha passado por essa situação, antes de ter lido este parágrafo.

A expansão da utilização dos prontuários eletrônicos poderá trazer benefícios ao paciente se eles puderem ser acessados em qualquer lugar do mundo onde ele estiver, sob autorização do paciente ou familiar. Mas ainda assim precisam ser bem preenchidos pelo ser humano. Uma consulta apressada poderá atrapalhar esse processo. O histórico familiar, de doenças, cirurgias, alergias, intolerância a medicamentos e outras substâncias traz mais segurança ao paciente atendido em qualquer parte de seu município ou do mundo. Um dos grandes problemas que temos nos consultórios é o esquecimento de trazer a última receita na consulta seguinte. Muitos pacientes não sabem os nomes dos medicamentos que tomam e referem-se a eles como *"aquele comprimidinho branco redondinho que tomo pela manhã"*. Uma cópia no prontuário da receita e de últimos exames aumenta a segurança nessa situação. Se não tiver esse recurso, anote e não esqueça a última receita e os últimos exames para se proteger. Afinal, como diz o ditado, *"o seguro morreu de velho"*.

34

A SENSIBILIDADE

Médicos podem escrever ficção literária de alta qualidade e dar pequenas grandes lições de medicina com uma didática excepcional. Há uma passagem no romance *O 11º Mandamento* de Abraham Verghese: *"É possível que, depois que uma pessoa dirige um táxi durante muito tempo, o passageiro se torne um objeto definido por seu destino e nada mais que isso, do mesmo modo que (se o médico não tiver cuidado) os pacientes podem tornar-se o 'pé diabético no leito 2' ou o 'infarto do miocárdio no leito 3'"*.

A sensibilidade não pode ser perdida com a dureza da realidade da vida de profissionais de saúde. Ela deve ser desenvolvida a partir do treinamento do escutar com todos os sentidos, com a audição, com o olhar, com o olfato, com a percepção de todos os movimentos e olhares. Quando a pressão por rapidez e produtividade interfere no ato médico, está na hora de acender o alerta, promover e clamar por mudanças.

William Osler é o médico mais famoso e citado de todos os tempos por médicos e professores em congressos e livros de todo o mundo. Um exemplo de médico humanista para o mundo e para todas as gerações seguintes. Ele já se preocupava que o trabalho médico viesse a se tornar semelhante a uma linha de produção de uma indústria. Dizia a seus alunos e discípulos que era preciso dar tempo e atenção aos pacientes. Entre seus conselhos aos médicos, ele dizia para *"não buscar somente o que se pode ver, auscultar, cheirar ou palpar, mas o que se pode apreender com a alma"*. Escutar, ouvir o paciente com a alma, com todos os sentidos em alto desempenho. Entregar-se à tarefa de dispor o coração com conhecimentos específicos de clínica, fisiopatologia e farmacologia. É elevar a alma para sentir o que transcende o perceptível e auxiliar o paciente a retomar seu equilíbrio e sua harmonia. É preciso gostar mais de gente que de doença e suas explicações fisiopatológicas. *"Coloque o paciente antes da doença"*, dizia o doutor Osler (*The Quotable Osler: revised paperback editions*, 1885, editado por Mark E. Silverman, T. Jock Murray e Charles S. Bryan em 2008).

Os cuidados à saúde de alguém requerem um exercício contínuo da mente e do coração, da razão e da alma. Os melhores profissionais são aqueles que buscam uma conexão com seu paciente. Dois médicos, dois cirurgiões, dois fisioterapeutas ou dois enfermeiros podem fazer todos os procedimentos técnicos igualmente para determinado paciente; contudo, aqueles que atingirem essa conexão da alma serão aqueles que terão os melhores resultados práticos em benefício do paciente, de seus familiares e da sociedade.

No romance *Le Choeur des Femmes* ("O coral de mulheres", em tradução livre), de Martin Winckler, um jovem médico ginecologista em conflito se pergunta: "— *O que eu tenho a ver com essas mulheres e seus infortúnios? Não sou eu que tenho que me ocupar com seus problemas. De minha parte, eu fui feito para abrir, descobrir, fazer incisões, extirpar, cortar, reparar. Eu estou aqui para tratar de doenças, não para estender a mão e ouvir chororô*"[40].

Infelizmente, a maioria dos clínicos e cirurgiões são treinados para a *medicina com pressa*, e gostam mesmo de chegar junto ao paciente, resolver o problema físico e partir para resolver problemas físicos de outros pacientes como se participassem de uma linha de produção de uma fábrica: "— Próximo!", sem dar muito ouvido a problemas outros que não lhe dizem respeito, sem ter muito contato, sem disponibilizar muito de seu tempo. Uma "frieza geral". Muitas vezes, esse tipo de atuação pode ser eficaz; porém, muitas vezes, esse tipo de atuação deixa um vazio profundo na relação médico-paciente apesar da resolução de um problema físico. E, como somos todos seres físicos, psíquicos, sociais e espirituais, o resultado do tratamento deixa uma sensação de incompletude, de um vazio mais ou menos profundo. Talvez nem o próprio paciente perceba em sua vida igualmente sistematicamente apressada.

As pessoas estão atentas ao comportamento médico nas salas de consultas na América como no restante do mundo. Em seu livro imperdível, *In Praise of Slow* (traduzido no Brasil como *Devagar: como um movimento mundial está desafiando o culto da velocidade*[41]), o autor, Carl Honoré, critica a cultura médica baseada na rapidez e na pressa gerada pela pressão de produtividade sobre os profissionais de saúde, não só no serviço público, mas também no privado. Ele relata uma ida a um médico para buscar uma solução para uma dor na perna. Ele está na sala

---

[40] Trecho em tradução livre, porque não foi traduzido no Brasil.
[41] Tradução de Clóvis Marques para a Editora Record.

de espera, o doutor está atrasado, quando foi chamado para ser atendido por um médico jovem e apressado, muito apressado. O médico tinha seu roteiro de perguntas "pré-fabricadas", como *"Onde dói?"*, *"Quando começou?"*, *"Quando é que dói?"*, e queria que o paciente desse respostas objetivas "pré-fabricadas" e dar por encerrado seu turno de trabalho.

O paciente queria fazer outras perguntas, relatar a interferência da dor na perna em sua vida pessoal e profissional, mas seu tempo estava esgotado e, rapidamente, recebeu uma prescrição de analgésicos e solicitação de exame de sangue e ressonância magnética. Saiu obviamente frustrado. A pressa dá aquela sensação de insensibilidade a nossos problemas por parte de quem nos atende para resolvê-los.

Eu concordo com Sénancour quando afirma que *"a sensibilidade não é somente uma emoção terna e dolorosa, mas a faculdade dada ao homem perfeitamente organizado de receber impressões profundas de tudo aquilo que pode agir sobre os órgãos humanos. O homem realmente sensível não é aquele que se enternece, mas sim que recebe impressões lá onde os outros encontram apenas percepções indiferentes"*. Como escreve Anne Vincent-Buffault em *Do pudor à aridez: da história das lágrimas*: "O homem sensível não é aquele que se deixa emocionar, mas aquele que possui uma acuidade perceptiva superior e que organiza as percepções que recebe". O médico examina por meio dos sentidos para chegar à formação das ideias, ao levantamento de possíveis diagnósticos até encontrar o diagnóstico definitivo. Para isso, não bastam apenas os conhecimentos de fisiologia, fisiopatologia das doenças e os enormes tratados de medicina; é necessário ter uma percepção aguçada, uma sensibilidade aumentada, uma escuta atenciosa com utilização de todos os sentidos, até escutar com a alma. Isso se desenvolve com os anos de experiência, dos estágios ao trabalho, na vida. Mas é necessário ter vontade e a consciência da necessidade de desenvolver essa sensibilidade.

Certa vez, ouvi uma entrevista da respeitável coreógrafa brasileira Débora Colker enquanto dirigia meu carro para trabalhar no hospital. Eu estava atrasado, mas a mensagem que ela passou naquela entrevista me acrescentou e me trouxe uma nova visão como médico e ser humano. Eu até desacelerei o carro para ouvir mais da entrevista antes de ter que entregar o carro ao manobrista. Ela falava de sua experiência na direção do *Cirque du Soleil* canadense. Ela falava de seu neto, portador de uma síndrome rara, que lhe afetava a pele, e do sorriso que o menino dava às pessoas ao redor apesar de suas dificuldades: um ensinamento para todos que têm pequenas e grandes dificuldades na vida. Mais importante que isso: essa experiência difícil com a doença do neto ensinou a ela e a todos que a ouvem com sensibilidade o quão especial são as pessoas diferentes portadoras de situações especiais que demandam cuidados e atenção dos quais não necessitamos, do quanto todos os seres humanos diferentes da maioria merecem respeitosas atitudes, olhares e palavras no cotidiano. Bem, nesse dia cheguei atrasado ao hospital, mas me tornei um médico melhor e repliquei a mensagem de Débora Colker aos alunos e a meus colegas, que já estavam de plantão. Todos me ouviram com atenção. Essa é a importância da comunicação e sensibilidade entre as pessoas.

Outro importante aliado da sensibilidade é a paciência. Os seres humanos são seres únicos, são diferentes uns dos outros e estão em momentos diversos de suas vidas, seja em equilíbrio ou afetados por turbulências. O profissional de saúde precisa ter paciência e equilíbrio emocional, especialmente nos momentos mais tensos, com todas as pessoas: pacientes e familiares. Não ser subserviente, mas manter a calma e paciência.

As pessoas não são necessariamente do jeito que gostaríamos que elas fossem. Elas são como são: únicas. Algumas podem ser cansativas e até desagradáveis. Isso não significa que sejam pessoas más; elas apenas não são como você gostaria que elas fossem. Contudo, no decorrer do tempo, você pode perceber o quanto de humanidade elas carregam em seus corações e — eu, por experiência, posso dizer — você passa a apreciá-las, passa a ter vontade de abraçá-las, passa a ter prazer em atendê-las, em escutá-las com a alma e ganha com o aprendizado que adquire por meio delas. E elas também reconhecem em você uma pessoa que as aceita e lhes dá atenção genuína, gerando uma experiência de vida extraordinária, imperdível. Você sempre sai ganhando quando tem paciência e oferece disponibilidade com sensibilidade.

35

A DOR

A dor é *"uma experiência sensitiva e emocional desagradável associada ou semelhante àquela associada a uma lesão tecidual real ou potencial"*, segundo a International Association for the Study of Pain (IASP). Puxa, para um leigo parece uma definição difícil de entender. Então vamos recorrer ao dicionário, apesar de todo mundo saber o que é dor, uma vez que todos nós a sentimos em algum momento de nossa vida consciente. A palavra "dor" vem do latim *dolore*. O dicionário Michaelis On-line define dor como *"uma sensação desagradável de intensidade variável, causada por um estado anômalo do organismo ou parte dele e mediada pela estimulação de fibras nervosas que levam os impulsos dolorosos para o cérebro; é um sofrimento físico"*. O dicionário português da Porto Editora define dor como *"sensação molesta numa parte do corpo, de intensidade e natureza muito variável, provocada por causa interior ou exterior ao organismo"*. Um sintoma que acaba sendo um mecanismo de defesa do corpo; por isso, não colocamos a mão no fogo ou nos espinhos das roseiras. A dor acende nosso alerta para algo errado em nosso organismo. É um sintoma capaz de ferir a dignidade humana também. Ela pode ser aguda, crônica ou disruptiva (aquela que reaparece em forte intensidade apesar do uso adequado e regular de analgésicos).

É preciso buscar excelência na abordagem e no tratamento da dor. As faculdades de medicina devem ser imbuídas de excelência no ensino da abordagem e controle da dor. Bons médicos devem estar bem capacitados para abordar e para tratar a dor. Acho que qualquer pessoa que deseje inaugurar um hospital deve ter como prioridade fazê-lo funcionar para amenizar a dor das pessoas em tempo hábil. Quando um paciente chega a um hospital com dor, além do diagnóstico preciso de sua causa, ele precisa ser eficiente no alívio daquela dor. Não pode haver atraso no alívio da dor em um hospital. Como também precisa ser eficiente na prevenção do aparecimento da dor previsível, como no pós-operatório de qualquer cirurgia ou em pacientes em cuidados paliativos.

A percepção da dor envolve a transdução, ou seja, o impulso doloroso é recebido por nociceptores (terminações nervosas que são sensores de dor) e transformado em um potencial de ação (uma espécie de corrente elétrica que percorre nossos nervos). Esse impulso é conduzido por fibras nervosas que vão à parte posterior da medula espinhal. Na medula espinhal, o impulso é modulado e levado ao cérebro, onde esse impulso é percebido como dor.

A identificação da causa de uma dor é fundamental para evitá-la ou debelá-la. Para isso, o bom médico utiliza aquele instrumento apresentado anteriormente para investigação de sintomas no capítulo 7 ("Um instrumento antigo e eficaz") antes de tratar o "sintoma" dor. A dor é considerada o 5º sinal vital.

Você sabe que é possível medir a temperatura, a pressão arterial, os batimentos cardíacos ou a frequência respiratória em 1 minuto. Também é possível medir quantas vezes uma dor ocorre durante o dia, a semana ou meses. Mas é possível estimar a intensidade da dor? Sim. Podemos utilizar uma "Régua de Dor" ou "Escala Visual Analógica" (EVA — uma sigla bonita, não?). Pedimos ao paciente que dê uma nota para a intensidade da dor. Zero é sem dor, enquanto 10 é a pior dor possível, a pior dor da vida (alguns a comparariam à dor do parto ou à de cólica devido a cálculo urinário). Se ninguém lhe perguntar a nota que você dá para sua dor de zero a dez no pronto-socorro, você mesmo pode lhes adiantar. Veja a classificação de intensidade da dor a seguir:

- 0 a 3: dor leve;
- 4 a 7: dor moderada;
- 8 a 10: dor intensa.

A mensuração da dor dá uma estimativa da intensidade e do sofrimento gerado pela dor, como também serve ao médico para escolher os melhores medicamentos para aliviar essa dor. Quanto maior a nota, mais fortes precisam ser os analgésicos para aliviar a dor.

O impulso doloroso que vem pelos nociceptores (sensores de dor) quando percebido pelo nosso "eu-consciente" provoca sofrimento e alterações em nosso comportamento. Podemos ser mais ou menos resistentes à dor. Ela não pode ser simplificada em uma escala de 0 a 10 diante da complexidade do ser humano. Segundo um conceito criado pela doutora Cicely Saunders nos anos 1960, experiente em cuidados paliativos de pacientes, a dor não tem somente uma dimensão física. Além da dimensão física, a dor tem uma dimensão psíquica/emocional, social e espiritual: é o conceito de *dor total*. Do ponto de vista *emocional*, ela envolve medo, tristeza, ansiedade, raiva, depressão. Do ponto de vista *social*, a dor envolve aspectos relacionados a preocupações com familiares (desde questões financeiras a conflitos familiares). Enquanto a dimensão *espiritual* está associada à desesperança, medo do desconhecido, culpa, punição, não aceitação do sofrimento.

Deus (para quem acredita) ou a natureza (para quem não acredita) deu inteligência aos humanos e deixou duas plantas para os homens descobrirem que serviriam para aliviar a dor das pessoas e outros animais: o salgueiro-branco ou "chorão" (nomes populares da *Salix Alba*) e a papoula (nome popular da *Papaver Somniferum*). Há registros do uso medicinal do pó da casca e das folhas do salgueiro (de onde se extrai o ácido salicílico) pelos sumérios e pelos egípcios há mais de 3 mil anos e também na Grécia Antiga. A papoula, cultivada há 5 mil anos pelos sumérios, também foi utilizada medicinalmente na Grécia Antiga.

As propriedades medicinais da flor do salgueiro foram redescobertas pelo Reverendo Edward Stone (1702-1768) em Chipping Norton, no condado de Oxfordshire, no ano de 1763. O ácido salicílico, no entanto, causava efeitos gastrintestinais indesejáveis com muita frequência. Posteriormente, apesar de controvérsia quanto à autoria da descoberta do ácido acetilsalicílico (um composto de ácido salicílico acetilado em laboratório) por Felix Hoffmann (1868-1946) ou Arthur Eichengrun (1867-1949), o laboratório alemão Bayer patenteou o primeiro medicamento em comprimido com o nome Aspirina® em 6 de março de 1899, também muito conhecida como AAS®, para alívio das dores físicas no mundo[2].

O farmacêutico alemão Friedrich Sertüner (1783-1841) isolou a morfina a partir da flor da papoula em 1804 e começou a distribuí-la em 1817. Em 1827, um então pequeno laboratório alemão de nome Merck começou a comercializá-la. O nome da poderosa substância deriva de homenagem ao Deus grego do sono: Morfeu. Posteriormente, outros derivados opiáceos da morfina foram introduzidos no mercado para tratamento das dores de forte intensidade.

Como Deus deu inteligência ao homem, ele passou a descobrir e sintetizar compostos químicos com efeito analgésico e antitérmico mesmo que por acaso. Descobriu-se a Acetanilida em Estrasburgo (França) ainda em 1877. Na verdade, foi uma descoberta ao acaso dos pesquisadores Arnold Cahn e Paul Hepp devido a um erro no preparo de outro composto (naftaleno) para testar seu efeito como vermífugo em doentes com alta carga parasitária. A droga não tinha o efeito desejado, mas reduziu a temperatura dos doentes. Ela tinha muitos efeitos tóxicos também. Posteriormente, descobriu-se a Fenacetina, que se acreditava ser menos tóxica. Em meados do século 20, descobriu-se que o metabólito ativo dessa substância era o Paracetamol (também chamado de Acetaminofeno), que passou a ser comercializado pelo laboratório americano Sterling-Winthrop e hoje é o analgésico e antitérmico mais utilizado nos EUA e na Europa[42].

    A Dipirona (ou Metamizol) foi produzida em laboratório na Alemanha em 1920, e comercializada em massa a partir de 1922 pelo laboratório Hoeschst AG. Foi muito utilizada no mundo, mas sua comercialização foi proibida nos EUA e na Europa em 1970 por causa do risco de agranulocitose fatal[43]. Hoje se sabe que o risco desse efeito colateral é semelhante ao risco do Paracetamol e muito inferior ao risco de uso de Diclofenaco (um potente anti-inflamatório muito utilizado). Na verdade, se esse risco da Dipirona fosse proibitivo, o Brasil teria que criar muitos centros de tratamento de agranulocitose e anemia aplástica de norte a sul de um país continental com mais de 200 milhões de habitantes que a utilizam desde a infância para tratar a dor ou febre em condições clínicas e de pós-operatório. Além disso, a Dipirona se mostra mais eficaz para reduzir a dor associada à covid-19 ou à dengue e outras doenças virais do que o Paracetamol em doses máximas preconizadas (aqui é apenas uma experiência pessoal de comparação entre Dipirona e Paracetamol, mas que acredito ser a de muitos brasileiros e brasileiras). Na verdade, todos os medicamentos para dor apresentam potencial para efeitos adversos que podem ser graves. Essas informações reforçam uma mensagem importante que deve ficar fixada na mente: medicamentos só devem ser utilizados quando realmente necessário e sob orientação médica.

---

[42] Disponível em: https://www.infoescola.com/farmacologia/paracetamol/. Acesso em: 13 nov. 2022.

[43] Disponível em: https://www.infoescola.com/farmacologia/dipirona/. Acesso em: 13 nov. 2022.

36

A ESPIRITUALIDADE

Vamos começar pelas definições? A palavra "espiritualidade" deriva do latim e significa "sopro", "respiração" e relaciona-se ao espírito. Ela tem a ver com o ar que respiramos e nos permite a vida. Ela não implica necessariamente uma ligação com uma realidade superior ou com o cultivo da religiosidade. É o mergulho que fazemos em nós mesmos numa busca de valores profundos relacionados ao *eu* ou *self* de cada um, de cada ser humano individualmente (Giovanetti, 2005), mesmo que seja ateu. A *transcendência* é uma busca de sentido para a vida. *Transcender* é ir além do corpo, mesmo estando no corpo. É um mergulho profundo em si mesmo, que transcende a materialidade do corpo, das nossas células, dos nossos átomos e partículas subatômicas que nos compõem, sabendo que estas têm ora comportamento de matéria, ora de onda, segundo a posição de quem as observa de acordo com a Física moderna. Quem tiver alguma dúvida do que é espiritualidade, eu recomendo o livro *Os últimos melhores dias da minha vida*, dos jornalistas Gilberto Dimenstein e Anna Penido. O livro baseia-se na experiência dos últimos dias de vida de Dimenstein após um diagnóstico de câncer incurável. Esse livro nos brinda com reflexões sobre a vida, o amor, a dor, nossos relacionamentos, o mundo, o tempo. *"O tempo passou para o homem. Vovô vai virar luz"*, diz Dimenstein ao neto e a todos nós.

A palavra "religião" refere-se a um sistema organizado de crenças, dogmas, práticas, rituais e símbolos destinados a facilitar a aproximação do humano com o sagrado ou o transcendente (Koenig; McCoullough; Larson, 2001). Religião também deriva do latim *"religio"* e *"ligare"*, e refere-se a "religar" ou "ligar de novo". As religiões, cada uma a seu modo, são ferramentas importantes para ajudar o ser humano a desenvolver sua espiritualidade; embora a espiritualidade seja um conceito maior que cada uma das religiões.

Disponibilidade para expandir conhecimento é uma boa característica. Apesar de alguma resistência e preconceito, a espiritualidade tem sido incorporada gradualmente ao currículo das faculdades de Medicina no mundo. Está em andamento uma convergência da medicina, como ciência e arte, com os caminhos da espiritualidade humana. Estudos observacionais e estudos de intervenção por meio da oração e religiosidade de pacientes ou de profissionais de saúde têm sido publicados em periódicos médicos acerca de modificações sobre o sistema imunológico e a reatividade cardiovascular, entre outros; não obstante, a ciência ainda engatinha nesse campo. Há muito o que se descobrir nesse campo. Afinal, como disse Albert Einstein: *"a mente que se abre a um novo conhecimento jamais retornará ao tamanho original"*.

Há situações que não parecem relevantes quando diante de pessoas saudáveis ou com doenças leves ou moderadas, mas que se tornam muito relevantes em situações complexas posteriormente. Portanto, é importante conhecer bem seu paciente. Caso ele ou ela se sinta à vontade, seu histórico religioso também é relevante como parte de sua avaliação pessoal. Sobretudo em situações clínicas difíceis, é importante saber qual o papel das crenças no lidar com problemas e doenças, saber se as crenças influenciam ou conflitam com o planejamento e decisões clínicas e cirúrgicas (uma recusa para transfusão de sangue, por exemplo), qual o nível de participação na comunidade religiosa para se avaliar o nível de suporte social e religioso que ele ou ela possa ter dessa comunidade, e se há alguma necessidade espiritual que demande apoio de um representante religioso ou de capelão do hospital em casos de internação.

As grandes crises em nossas vidas nos levam a uma reconexão com a espiritualidade/religião, a um retorno a nossas tradições ancestrais, em busca de conforto, força, esperança, sabedoria e conexão com o Divino — e isso é naturalmente saudável —, sobretudo quando a ciência ou os recursos materiais se mostram ineficazes para a solução dessas crises. Uma grave crise na saúde de um indivíduo pode ser um motivo para essa reconexão com um recurso transcendente para a amenização de sofrimento e até cura. Portanto, por mais científica que seja a medicina, médicos e profissionais de saúde envolvidos nos cuidados à saúde precisam estar capacitados a lidar com esse aspecto da vida dos pacientes. Tratar de pessoas doentes, e não simplesmente de doenças, diferencia o bom médico.

Quando a crise é de ordem global, como em uma pandemia, ela nos ensina como somos iguais, independentemente de credo, raça ou gênero. Ela nos ensina como somos iguais no universo. Cristãos, hindus, muçulmanos, judeus, espíritas ou professadores de qualquer outra religião padecem das mesmas mazelas do corpo igualmente. Uma habilidade que o profissional de saúde precisa desenvolver em sua formação é o respeito à religião de cada paciente. Um profissional jamais deve impor sua própria espiritualidade/religiosidade a qualquer paciente. O certo é que o profissional de saúde se utilize respeitosamente da espiritualidade/religiosidade do paciente em benefício do bem-estar dele e da possível cura; e mesmo assim, quando houver vontade de compartilhamento por parte do paciente.

A primeira paciente

Eu estava no consultório. A primeira paciente entrou.

— Boa tarde, em que posso ajudá-la?

Ela começou a relatar sua história acerca de um câncer recidivante de mama. Ela precisava de um risco cirúrgico para ser submetida a uma nova mastectomia. Como lhe dei tempo para falar, ela me disse que era religiosa, frequentava sua igreja regularmente e que estava confiante que iria ficar curada mais uma vez. Ela me disse que de qualquer forma Deus estava na direção dos fatos e que tudo seria segundo Sua vontade. Concordei, fiz sua avaliação e nos despedimos cordialmente.

A segunda paciente

A segunda paciente entrou. Eu a conhecia há muitos anos.

— Boa tarde, Mila. O que a trouxe aqui?

Ela começou a chorar compulsivamente. Dei-lhe alguns lenços descartáveis para enxugar as lágrimas. E então ela disse:

— Meu câncer recidivou depois de cinco anos. Estou muito triste, desesperada.

— O que seu oncologista disse sobre seu problema?

— Ele disse que há possibilidade de cura.

— Então vamos acreditar, tenhamos um pensamento positivo de que tudo correrá bem.

— Mas eu não consigo aceitar isso. Por que eu? Por que eu tenho que passar por isso outra vez? Tudo de novo! Eu vou à igreja todas as semanas, tenho fé, não faço mal a ninguém, eu me considero uma boa pessoa, ajudo nos trabalhos da igreja. Como isso pode acontecer comigo pela segunda vez?!

Eu contei essas duas histórias de duas pessoas de mesma idade, sexo, raça, altura, peso e religião para mostrar duas reações completamente diferentes diante de uma crise de saúde. É normal pessoas reagirem de maneiras diferentes. Nem mesmo eu ou você saberíamos qual seria nossa reação na posição delas. Sei que aprendemos com elas e com todos os pacientes com os quais lidamos. O médico e todos os profissionais de saúde precisam saber reconhecer essas diferentes formas de lidar com as crises no que tange à espiritualidade/religiosidade dos pacientes, assim como o paciente em momento de crise precisa se conscientizar e ser ajudado para atingir a melhor maneira possível de lidar com ela.

Em inglês, existe uma palavra que se escreve *"coping"*, cuja melhor tradução pode ser "como a pessoa lida com alguma situação". Então existe o *coping religioso/espiritual positivo*, como é o caso da primeira paciente, e o *coping religioso/espiritual negativo*, como no caso da segunda paciente, que questiona como Deus deixou que isso acontecesse com ela. Cabe ao médico, ao psicólogo, ao capelão e a todos os profissionais de saúde ter a habilidade e a capacitação necessárias para lidar com essas situações e estimular o *coping religioso/espiritual positivo* em detrimento do *coping religioso/espiritual negativo* com honestidade, sinceridade e franqueza.

Toda essa abordagem, muito presente na medicina integrativa, na medicina paliativa, na geriatria e gerontologia, na oncologia, como também na clínica médica, na cardiologia e em diversas outras especialidades médicas e paramédicas, demanda disponibilidade de tempo; mais que isso: demanda *humanismo e empatia* que devem estar presentes em todos os profissionais da área da saúde. Por quê? Porque isso diferencia os cuidados *à pessoa com doença* dos cuidados meramente frios e técnicos *à doença*, fazendo *a diferença*. Essa era uma coisa da qual Leito 7 muito se queixava no hospital. E relembra as palavras do grande mestre e médico canadense: "*O bom médico trata a doença; o grande médico trata o paciente que tem a doença*" (William Osler).

37

O TEMPO

Dum loquimur, fugerit invida aetas:
carpe diem, quam minimum crédula póstero.[44]
(Horatius, Ode I, 11)

Vivendo e aprendendo

Um dia um colega me disse que Leito 7, como o continuamos chamando, estava de alta para casa. Quando a aula terminou no segundo andar do prédio anexo ao hospital, fui à enfermaria do sexto andar para me despedir dele. Subi as escadas porque os elevadores demoravam. Cheguei lá, esbaforido. Ao entrar na enfermaria, o leito dele estava vazio e arrumado. Leito 7 já tinha deixado o hospital. Aquele leito, o 7, aguardava o próximo paciente com nome e narrativa pessoal. Nunca mais o vi, mas ficaram suas lições, que foram complementadas com as lições de muitos outros pacientes dos quais tratei. E assim segue a vida como diz o ditado: *vivendo e aprendendo*, ensinando e aprendendo...

Eu continuo aprendendo com meus pacientes. Anastácio era um homem alegre, gostava de dançar, viajar, celebrar a vida em festas com os amigos; beber e comer também era diversão. A esposa dele tinha o mesmo espírito e disposição. Eu me surpreendi quando peguei sua ficha e percebi que, em seu primeiro atendimento, há 25 anos, ele tinha

---

[44] Tradução: "Enquanto falamos, já invejoso terá fugido o tempo: colhe cada dia, confiando o menos possível no amanhã" (Carmina. **Odes, de Horácio**. Edição bilíngue. Tradução de Pedro Braga Falcão. Editora 34, 2021, p. 102-103).

a minha idade de hoje. A sensação era de que esses 25 anos passaram muito rapidamente para nós dois. Há 25 anos, eu já o respeitava pelo caráter e idade acima da minha; agora eu o respeito como um homem nos seus 82 anos, viúvo há três anos, queixando-se de sequelas da passagem do tempo sobre o corpo e a mente: esquecimento fácil para fatos recentes e incontinência urinária. Então pensei nos meus próximos 25 anos, possivelmente, vindouros.

O importante, independentemente do tempo de vida transcorrido, é que cada um tenha tido ou tenha uma vida significante: uma vida com significado. Isso é o que importa quando estamos no fim de nossa vida terrena. Como no caso do personagem Willard, de *Coluna de Fogo*, de Ken Follet. Para esse personagem, o significado de sua vida foi ter sido amado por sua mãe, por suas duas esposas subsequentes, e por ter servido à rainha Elisabeth no regime monarquista de seu país em seu tempo. Cada qual com seu significado importante. Qual o seu? Quais os seus?

Para os gregos antigos, tempo contemplava dois conceitos: *Chronos* (o tempo quantificado, contado, cronológico) e *Kairós* (o tempo oportuno, o qual chamamos "o tempo de Deus"). No livro *Do que é feito o pensamento: a língua como janela para a natureza humana*, Steven Pinker nos lembra de que, para os físicos, "o tempo é uma variável contínua — um fluxo cósmico inexorável, no mundo de Newton, ou uma quarta dimensão no hiperespaço contínuo, no mundo de Einstein". Com sua extraordinária inteligência, Einstein descobriu e nos ensinou que o tempo não é uniforme e absoluto. O tempo é relativo. O tempo depende da velocidade do movimento e da localização do observador. Medido ao pé ou no cume de uma montanha, ele é diferente. Depende da localização do medidor. Lento ou rápido, o tempo passa. "*O tempo é uma persistente ilusão da consciência*", concluiu Einstein. Induza o coma por três dias em alguém, suspenda a sedação, deixe-o recobrar a consciência e pergunte a ele quanto tempo se passou. Ele não saberá. Do que se depreende da teoria da relatividade de Einstein: passado, presente e futuro são frutos de uma persistente ilusão da consciência; e, possivelmente, acontecem ao mesmo tempo, se conjugarmos à teoria quântica de Werner Heisenberg. Só que só temos a noção do presente e do que se passou. Grande Einstein e sua Teoria da Relatividade! Grande Werner Heisenberg e sua mecânica quântica neste mundo digital. O tempo vincula-se à velocidade do movimento do corpo, dos objetos, das coisas e da posição de quem observa esse movimento: o tempo é relativo, não é absoluto. Mas não compreendemos tudo ainda. Talvez jamais venhamos a compreender tudo. Talvez *filamentos de energia*, como *cordas*, consigam unificar todas as teorias para explicar todos os fenômenos do tempo, da física, da vida, do universo, do mundo matematicamente. Talvez! De qualquer forma, deixemos as teorias aos cientistas. *Chronos e Kairós estão presentes em nossas vidas*. Continuemos com nossos altos e baixos como em uma sinfonia.

O tempo também pode passar rapidamente para uma pessoa e aquele mesmo período pode ser muito lento para outra, mesmo que estejam próximas uma da outra. A sensação para nós dois, eu e Anastácio, é de que esses 25 anos passaram muito rapidamente para ambos, cada um a seu modo.

O filósofo escocês David Hume (1711-1776) dizia que "*a vida não é digna de tanta preocupação..., mas que se indiferentes aos acontecimentos da vida, perderíamos todo o prazer do jogo com nossa fleuma e desinteresse*". Ele refletia: "*Enquanto ficamos raciocinando sobre a vida, ela se vai; e a morte, mesmo que talvez a recebam de forma diferente, trata o tolo e o filósofo em pé de igualdade*". Li em algum lugar que "*no tempo presente, excesso de preocupação com o passado gera depressão; excesso de preocupação com o futuro gera ansiedade*". É melhor o tempo passar porque precisamos *viver o presente com a maior intensidade possível, sem nos prejudicar*: viver a realidade e as deliciosas fantasias do presente, mas com sabedoria e equilíbrio.

A palavra "ciência" significava apenas "conhecimento". Hoje, como no passado, dizemos: eu tenho ciência desse ou daquele acontecimento. A ciência como estudo dos fenômenos da natureza era designada como "filosofia natural" ou "filosofia da natureza", enquanto o termo "ciência" foi sedimentado como estudo dos fenômenos da natureza somente no século 20, substituindo definitivamente a designação de "filosofia natural". Em *Hamlet*, de Shakespeare, temos uma mensagem de início do século 17, bastante conhecida: "*Há muito mais coisas entre o céu e a Terra do que a filosofia pode sonhar*". E continua uma verdade. Somos apenas partes reorganizadas de poeira estelar. E o bardo ainda nos recorda de que "*do pó nós viemos e ao pó retornaremos*", como matéria, pois "há um tempo para todas as coisas. Um tempo para atirar as pedras e um tempo para juntá-las" (Eclesiastes). Há um tempo para todas as coisas: um *Kairós*.

Como referiram Axel Khan e Ivan Brohard, da Universidade de Paris Descartes, *"médicos são herdeiros de um potente patrimônio intelectual e cultural de muitos séculos que incita o desenvolvimento de conhecimentos e práticas para o bem da humanidade e dignidade do Homem"*. A prática da medicina enseja atenção ao Homem, tendo o *"Homem como fim"*. Como no conto do escritor italiano Alberto Morávia (1907-1990); não podemos ser "autômatos" como querem os economistas.

Hoje a medicina está integrada em um trabalho multidisciplinar, interdisciplinar e transdisciplinar que engloba diferentes saberes, técnicas e ações, além da arte intrínseca, para atingir os melhores resultados a cada paciente individualmente. Enfermeiros, fisioterapeutas, psicólogos, nutricionistas, fonoaudiólogos, terapeutas ocupacionais, educadores físicos, odontólogos: quantas vezes percebi o bem que um bom profissional de saúde fez a certos pacientes com os quais esses profissionais desenvolveram uma boa conexão.

Neste tempo passado em mais de três décadas de medicina, vi muitas coisas esperadas e outras surpreendentes, rotineiras e desafiadoras, feias e bonitas. Testemunhei a evolução fantástica da medicina, das ciências e da tecnologia. Vi cérebros, tórax e abdomes abertos, sendo operados ou em corpos sem vida. Vi desafeto de casais, de irmãos, entes abandonados em hospitais. Quando as visitas de parentes estavam suspensas por causa da pandemia de covid-19, vi aquela idosa correndo para pegar as flores coloridas que o marido com câncer avançado lhe lançava pela janela da enfermaria do segundo andar de um hospital. Vi o pai de cinco filhos que expulsou um deles de casa por este ser homossexual, mas que, nos últimos meses de vida, foi cuidado somente por esse mesmo filho muitos anos depois, em suas necessidades higiênicas e medicamentosas, com amor e dedicação, uma vez que os outros filhos o abandonaram. Vi empatia, simpatia, antipatia, bons e maus modos, bons e maus exemplos. Vi crianças nascerem em maternidades, bancos traseiros de pequenos automóveis e em camas de barracos no cume dos morros. Vi muita gente morrer, já que tratava de muitos pacientes graves em setores de terapia intensiva. Vi o amor nos olhos das pessoas, tristeza em muitos semblantes; mas também vi muitas alegrias. Uma vida de altos e baixos como muitas pessoas. Ouvi muitas histórias pessoais com atenção e empatia; e fiz muitos amigos e amigas. Vi e ouvi tantas coisas.

Muitas vezes ouvi a frase *"Saudades dos velhos bons tempos"*. É preciso fazer o melhor de nosso tempo presente para sentirmos saudades destes no futuro também.

Certa vez um colega de profissão de minha idade me disse: *"Não podemos ser amigos dos nossos pacientes tampouco de nossos subordinados"*. Não sei se ele mudou de ideia ou se ele se sente bem procedendo dessa forma até hoje. Eu sei que foi muito melhor não seguir o conselho dele. Fiz amigos entre meus pacientes e entre pessoas que trabalharam ou trabalham comigo. E isso me fez muito bem na correria em que muitas vezes nos encontramos nos dias de hoje. É preciso desacelerar. É preciso respirar fora da cultura da velocidade e da produtividade máxima sem qualidade. Devagar! Desacelerar é possível, desacelerar é necessário para viver a vida de hoje sem se preocupar tanto com o amanhã. Aprendi isso, sobretudo, com meus pacientes idosos experientes na vida, a quem dei tempo e atenção genuína.

Sem deixar de ser profissional, com a *Slow Medicine* — a "medicina sem pressa", em bom português —, ganhei.

Desacelerei.

Coda

Há quem diga que aquele início marcante da *Quinta Sinfonia de Beethoven* representa o destino batendo à nossa porta. (Ouça aí aquele "tam, tam, tam, taamm" no seu smartphone). Certa vez, eu estava em um daqueles ônibus fretados que transportam médicos congressistas dos hotéis para o local do congresso e deste de volta para os hotéis. Ouvi, inadvertidamente, uma conversa de um famoso médico. Ele costumava estar presente em quase todos os congressos médicos brasileiros dos quais participei em diferentes cidades. Ele dizia ao interlocutor que viveu fazendo muitos plantões no início de carreira, e seguiu com inúmeros compromissos de palestras e conferências Brasil afora. Mas esse era o último. Ele estava cansado, o corpo pesava, estava doente — confidenciou ao interlocutor. Arrependera-se de não ter sabido equilibrar a dedicação ao trabalho, à família e aos amigos. Agora não tinha retorno, e tampouco tinha amigos. Aproveitaria seus últimos tempos com sua família finalmente.

Coda é a última parte de uma música, sinfonia ou sonata. A palavra deriva do italiano e significa "cauda". Ela pode ter arranjos do restante da música ou ser bem diferente. No filme *Coda*[45]*, escrito por Louis Godbout e dirigido por Claude Lalonde, o ator Patrick Stewart* é um pianista famoso chamado Henry D. Cole. Após a morte de sua esposa, ele abandona suas performances nos teclados dos Steinway & Sons[46]. Não quer mais voltar à profissão. Até que é convencido por uma jornalista da New Yorker, Helen Morrison (Katie Holmes) e por seu amigo e agente Paul (Giancarlo Esposito). Por que estou falando desse filme? Os escritores escrevem mensagens muito tocantes para seus leitores e para espectadores do cinema também. Entre outras mensagens, há duas extraordinárias: "*A capacidade de sentir é o que importa quando fazemos aquilo de que gostamos*". Essa é uma mensagem para médicos, profissionais de saúde, músicos, jornalistas, professores, advogados, arquitetos e todos aqueles que abraçam uma profissão com amor. É viver a vida pessoal e profissional, com seus altos e baixos, sentindo-a como o músico sente a música de uma sinfonia no momento de sua execução, vivendo o presente. A outra mensagem que vem da boca do protagonista é que quando deixamos de nos preocupar com o futuro, ao envelhecer, coração e mente finalmente se alinham. E assim seguimos em frente até o fim de uma vida terrena. Vale a pena assistir ao filme e refletir.

Aplauso.

---

[45] No Brasil, recebeu o título *A última nota*.
[46] Os pianos da Steinway & Sons têm mais de 160 anos de história. Fundada em 1853 por Heinrich Steinweg em Nova Iorque, e estabelecida em 1880 em Hamburgo, na Alemanha.

LISTA DE PERSONALIDADES, PROFISSIONAIS E AUTORES CITADOS NESTE LIVRO

Capítulo 1

Denis Diderot (1713-1784), filósofo e escritor francês.

Jean Le Rond D'Alambert (1717-1783), filósofo, físico, matemático francês.

William Osler (1849-1919), médico canadense.

Charles Baudelaire (1821-1867), poeta francês.

Edgar Allan Poe (1809-1849), escritor norte-americano.

Donny Correia, poeta e cineasta brasileiro.

Capítulo 2

François Truffaut (1932-1984), cineasta francês.

Raul Carlos Pareto Júnior, professor de cardiologia da Faculdade de Medicina da UFF, falecido.

Céline Chevalier, professora de francês para brasileiros na internet.

Capítulo 3

Julian Barnes (1946-), escritor inglês.

Daniel Pennac (1944-), escritor francês (nascido em Casablanca, no Marrocos).

Hipócrates (460-377 a.C.), grego, considerado o "Pai da Medicina" no Ocidente.

Cicely Saunders (1918-2005), enfermeira, assistente social e médica, fundadora do Saint Christopher Hospice no Reino Unido.

Ernest Hemingway (1899-1961), escritor norte-americano.

Capítulo 4

Albert Einstein, físico teórico alemão, autor da Teoria da Relatividade.

Christian Barnard, cirurgião cardiovascular sul-africano, primeira cirurgia de transplante cardíaco em humanos.

Walton Lillehei, cirurgião cardiovascular americano, da Universidade de Minnesota (EUA).

Norman Shumway, médico, cirurgia experimental, em Stanford (EUA).

Denise Darvall, doadora do coração do primeiro transplante cardíaco no mundo.

Louis Washkansky, paciente que recebeu o primeiro transplante cardíaco no mundo.

Philip Blaiberg, cirurgião-dentista, paciente que recebeu transplante cardíaco.

Clive Haupt, doador do coração para transplante cardíaco de Philip Blaiberg.

Pogba, Mbappe, Griezmann: jogadores da seleção francesa de futebol, campeã da Copa do Mundo de 2018.

Neymar Júnior, jogador da seleção brasileira de futebol.

Pelé, Ronaldo e Zico: jogadores da seleção brasileira de futebol em diferentes torneios.

Rodrigo Lasmar, médico ortopedista da seleção brasileira em 2018.

Rafael Martini, fisioterapeuta da seleção brasileira em 2018.

José Roberto, técnico da seleção brasileira de voleibol feminino.

Macris, jogadora da seleção brasileira de voleibol feminino nas Olimpíadas de 2021.

Igor Simões, fisioterapeuta que faz um trabalho diferenciado com o boto rosa para jovens com deficiência mental na Amazônia.

Capítulo 6

Horácio (Quintus Horatius Flaccus, 65 a.C.-8 a.C.).

Carmine Gallo, escritor.

Malcolm Gladwell, escritor.

Ollivier Pourriol, professor, filósofo e ensaísta.

William Osler (1849-1919), médico canadense.

Capítulo 7

Clístenes Queiroz Oliveira, médico e professor de medicina em Salvador, Bahia.

William Osler (1849-1919), médico canadense.

Capítulo 8

Thomas Bayes (1701-1761), pastor presbiteriano e matemático inglês.

Robert Wachter, autor de *The Digital Doctor*.

Keith E. Stanovich (1950-), norte-americano de Ohio, professor emérito de Psicologia Aplicada e Desenvolvimento Humano na Universidade de Toronto, no Canadá.

Daniel Kahneman (1934-), israelense, economista, teórico da economia comportamental, Nobel de Economia de 2002.

Arthur Conan Doyle (1859-1930), escritor e médico escocês.

Joseph Bell (1837-1911), cirurgião e professor da Escola de Medicina da Universidade de Edinburgh no século 19.

Guilherme de Ockham (1285-1347), frade franciscano, filósofo, lógico e teólogo escolástico inglês do período medieval.

William Osler (1849-1919), médico canadense.

John Hickam (1914-1970).

Jerome Groopman, médico e escritor, oncologista e hematologista.

Francis Bacon (1561-1626).

Daniel Pennac (1944-), escritor francês, nascido no Marrocos.

A. J. Cronin (1886-1981), escritor inglês.

Boris Johnson (1956-), primeiro-ministro do Reino Unido.

Margareth Thatcher (1925-2013), primeira-ministra do Reino Unido.

Winston Churchill (1874-1965), primeiro-ministro do Reino Unido.

Capítulo 9

Winston Churchill (1874-1965), primeiro-ministro do Reino Unido.

Italo Calvino (1923-1985), escritor, nascido em Cuba, faleceu na Itália.

Machado de Assis (1839-1908), maior escritor brasileiro de todos os tempos.

Erik Larson (1954-), escritor norte-americano.

Jorge Luis Borges (1899-1986), escritor e bibliófilo argentino.

Capítulo 10

Rita Charon (1949-), médica, professora de Medicina, estudiosa do campo da medicina narrativa, fundadora e diretora-executiva do Programa de Medicina Narrativa da Universidade de Columbia (EUA).

Colin Robertson e Gareth Clegg, professores da Universidade de Edimburgo, editores do livro *Storytelling in Medicine* ("Storytelling em Medicina", infelizmente mais um livro relevante para estudantes e médicos não traduzido para o português no Brasil).

Graham Easton, professor de medicina no Reino Unido, autor de capítulo do livro *Storytelling in Medicine*.

Gustav Freytag (1816-1895), dramaturgo alemão.

William Shakespeare (1564-1616), poeta, dramaturgo e ator inglês.

Capítulo 11

Alexandre Yersin (1863-1943), médico suíço, naturalizado francês, de ascendência francesa, descobriu a *Yersinia pestis*, bacilo causador da peste.

Samuel Pozzi (1846-1918), ginecologista célebre da *Belle Époque* parisiense.

Albert Camus (1913-1960), escritor e filósofo franco-argelino.

Charles Dickens (1812-1870), romancista inglês da era vitoriana.

Hipócrates (460-377 a.C.), considerado o "Pai da Medicina" no Ocidente.

Antoine Galland (1642-1715), escritor e orientalista francês, conhecido pela tradução e organização de *As mil e uma noites* da literatura árabe para o francês.

Rasti (segunda metade do século 10), poeta persa.

Homero (750-898 a.C.).

Lucrécio (94-50 ou 51 a.C.).

Dante Alighieri (1265-1321).

Camões (1524-1580).

Afrânio Peixoto (1876-1947), médico, político, professor, escritor.

Plinio, o Velho (23-79 d.C.), escritor, naturalista, oficial romano.

Pedro Nava (1903-1984), médico, escritor e memorialista.

Thomas Sydenham, famoso médico do século 17 que descreveu a *coreia* (do latim, "dança"), pela primeira vez, também conhecida como "dança de San Vito"

William Shakespeare (1564-1616), poeta, dramaturgo e ator inglês.

Johann Wolfgang Von Goethe (1749-1832), escritor.

Jean-Martin Charcot (1825-1893), primeiro professor de doenças clínicas do sistema nervoso do Hospital de Salpêtrière, em Paris.

Sigmund Freud (1856-1939), médico neurologista e psiquiatra, criador da psicanálise.

Paul Broca (1824-1880), anatomista, cientista, médico e antropólogo francês.

Vitor Hugo (1802-1885), escritor e político francês.

Dostoiévski (1821-1881), escritor russo.

Machado de Assis (1839-1908), maior escritor brasileiro de todos os tempos.

Capítulo 12

Dennis McCullough (EUA), médico e escritor americano.

Antonio Bonaldi, presidente da Associação Italiana de *Slow Medicine*.

Sandra Vernero, vice-presidente da Associação Italiana de *Slow Medicine*.

José Carlos Campos Velho, pioneiro e divulgador do movimento *Slow Medicine* no Brasil.

Dario Birolini, pioneiro e divulgador do movimento *Slow Medicine* no Brasil.

Adilson Xavier, autor de *Storytelling: histórias que deixam marcas*.

Jacques Marie Émile Lacan (1901-1981), médico, psiquiatra, psicanalista.

Marco Antonio Vargas, professor e pesquisador em economia da Universidade Federal Fluminense.

Avicena (980-1037), nascido no Turquistão do século 10.

Murilo Basso, jornalista da *Gazeta do Povo*.

Byung-Chul Han, filósofo e escritor sul-coreano e germânico.

Alexandre Coimbra Amaral, psicólogo e escritor brasileiro.

Avicena (980-1037), nascido no Turquistão, foi médico, político e filósofo árabe, destacou-se na medicina de sua época, suas principais obras são *O Cânone da Medicina*, do ano de 1025, e *A Cura*, de 1027.

Paul McCartney (1942-), ex-Beatle, cantor e compositor.

Clint Eastwood (1930-), ator e diretor americano.

Adam Smith (1723-1790), filósofo e economista britânico, nascido na Escócia, considerado o mais importante teórico do liberalismo econômico.

John Stuart Mill (1806-1873), filósofo e economista britânico.

Friedrich August von Hayek (1899-1992), filósofo e economista austríaco.

Mario Vargas Lhosa (1936-), escritor peruano, laureado com o Nobel de Literatura.

Richard H. Thaler, laureado com o Nobel de Economia, autor de *Misbehaving*.

Leslie Kane, diretor sênior do Medscape que publicou o *National Physician Burnout & Suicide Report 2020*.

Imhotep, serviu ao faraó Djoser no antigo Egito, polímata, dedicou-se à filosofia, medicina e arquitetura (conhecido como idealizador da primeira pirâmide construída pelos egípcios).

Celso, de Roma (25 a.C.-50 d.C.), enciclopedista romano, dedicou-se ao estudo da medicina e foi o primeiro a cunhar o termo "câncer" em latim ao traduzir obras dos antigos gregos.

Avicena (980-1037) na Pérsia (hoje, Irã).

Averróis (1126-1198), mouro, viveu na Espanha.

Victoria Sweet, médica e escritora, autora de *The God's House* e *Slow Medicine*.

Julian Barnes, escritor britânico.

Capítulo 19

Federico Fellini (1920-1993), cineasta e roteirista italiano.

Capítulo 21

Adam Smith (1723-1790), filósofo e economista britânico, nascido na Escócia, considerado o mais importante teórico do liberalismo econômico.

John Stuart Mill (1806-1873), filósofo e economista britânico.

Friedrich August von Hayek (1899-1992), filósofo e economista austríaco.

Mario Vargas Lhosa (1936-), escritor peruano, laureado com o Nobel de Literatura.

Richard H. Thaler, laureado com o Nobel de Economia, autor de *Misbehaving*.

Leslie Kane, diretor sênior do Medscape que publicou o *National Physician Burnout & Suicide Report 2020*.

Louis Pasteur (1822-1895), cientista francês.

Alexander Fleming (1881-1955), médico bacteriologista escocês, descobriu a penicilina.

Ernst Boris Chain e Howard Walter Florey, dividiram o Nobel de Fisiologia e Medicina de 1945 com Alexander Fleming por suas descobertas para a produção e uso terapêutico da penicilina.

Rachel Aisengart Menezes, assistente social, da Fiocruz, autora de *Em busca da boa morte*.

Vilma Duarte Câmara, médica, neurogeriatra, professora de Geriatria e Neurologia da Universidade Federal Fluminense.

Derek Doyle, escritor e autor de *Bilhete de Plataforma*.

Capítulo 24

Jerome Groopman, médico oncologista e escritor norte-americano.

Herman Yeung, Paul Cheon e Vincent Maida, autores de artigo da *Canadian Family Physician/Le Médecin de Famille Canadien*.

Capítulo 27

Frédéric Lapostolle, médico francês, autor do artigo "Y a T-il un médecin dans l'avion?" (*Presse Med*, 2010).

Robert Boyle (1627-1691), químico e físico irlandês, descobriu a Lei dos Gases.

Capítulo 28

Nise da Silveira (1905-1999), psiquiatra brasileira que revolucionou a assistência psiquiátrica incluindo a arte como terapia para doenças mentais.

Atul Gawande, médico, escritor e autor de *Mortais*, tradução para o português de Renata Telles, Editora Objetiva.

Capítulo 29

Osmun, Kim e Harrison, professores de Medicina no Canadá, autores de *Patients with multiple comorbidities: simple teaching strategies* (*Canadian Family Physician*, 2010).

Pieter Brügel, o Velho (1525/30-1569), artista plástico.

Capítulo 31

Gilberto Dimenstein e Anna Penido, jornalistas, escritores.

Capítulo 32

Pedro Schestatsky, médico e escritor, autor de *Medicina do Amanhã*.

Robert Wachter, autor de *The Digital Doctor*.

Capítulo 34

Sénancour (1770-1846), escritor, poeta, pensador religioso.

Anne Vincent-Buffault, autora de *Do pudor à aridez: da história das lágrimas*.

Débora Colker, famosa coreógrafa brasileira, foi diretora do famoso *Cirque de Soleil* (canadense).

Capítulo 35

Friedrich Sertüner (1783-1841), farmacêutico alemão, isolou a morfina a partir da flor da papoula em 1804 e começou a distribuí-la em 1817.

Edward Stone (1702-1768), religioso, descobriu as propriedades medicinais da flor do salgueiro.

Felix Hoffmann (1868-1946), acredita-se que tenha sido o responsável pela descoberta do ácido acetilsalicílico (um composto de ácido salicílico acetilado em laboratório), segundo algumas fontes.

Arthur Eichengrun (1867-1949), acredita-se que tenha sido o responsável pela descoberta do ácido acetilsalicílico (um composto de ácido salicílico acetilado em laboratório), segundo outras fontes.

Arnold Cahn e Paul Hepp, pesquisadores, descobriram acetanilida em Estrasburgo (França) em 1877, ao acaso. Composto que serviu ao desenvolvimento do analgésico- antitérmico Paracetamol.

Gabriel García Márquez, escritor colombiano, Nobel de Literatura.

Capítulo 37

Axel Khan e Ivan Brohard, da Universidade de Paris Descartes.

Alberto Morávia (1907-1990), escritor italiano.

Louis Godbout, escritor, roteirista.

Claude Lalonde, cinesta, diretor.

Patrick Stewart (1940-), ator britânico.

Katie Holmes (1978-), atriz e diretora norte-americana.

Giancarlo Esposito (1958-), ator, diretor, produtor americano/dinamarquês.

Werner Heisenberg (1901-1976), físico teórico alemão, Nobel de Física de 1932, pela criação da mecânica quântica.

Steven Pinker (1954-), psicólogo e linguista canadense, naturalizado norte-americano, professor da Universidade de Harvard, especializado em linguagem e ciências cognitivas, escritor e autor de livros de divulgação científica.

LISTA DE LIVROS CITADOS

O Spleen de Paris: pequenos poemas em prosa, de Charles Baudelaire (1821-1867). Tradução de Samuel Titan Jr. São Paulo: Editora 34, 2020. [Título original: *Le spleen de Paris. Petits poèmes em prose*, 1869].

The Man of the Crowd, de Edgar Allan Poe (1809-1849). *The Complete Short Stories of Edgar Allan Poe (Illustrated Edition)*: Horror, Mystery & Humorous Tales. Mosaicum Books, 2017.

Pulso, de Julian Barnes (1946-). Tradução de Christina Baum. Rio de Janeiro: Rocco, 2013. [Título original: *Pulse*, 2011].

Diário de um corpo, de Daniel Pennac. Tradução de Bernardo Ajzenberg. Rio de Janeiro: Rocco, 2017. [Título original: *Jounal d'un corps*, 2012].

Enciclopédia de Diderot e D'Alambert. Enciclopédia, ou dicionário razoado das ciências, das artes e dos ofícios. Volume 2: O Sistema dos Conhecimentos/Denis Diderot, Jean Le Rond D'Alambert; organização: Pedro Paulo Pimenta, Maria das Graças de Souza; tradução: Pedro Paulo Pimenta, Maria das Graças de Souza, Luís Fernandes do Nascimento. 1. ed. São Paulo: Editora Unesp, 2015, p. 396. Tradução de: *Encyclopédie, ou Dictionnaire raisonné des siences, des arts et des métiers*. [A Enciclopédia foi elaborada e editada entre 1751 e 1780. Ela foi elaborada e editada por Denis Diderot (1713-1784) e por Jean Le Rond D'Alambert (1717-1783), que, baseados em ideais iluministas, tinham por objetivo reunir o conhecimento científico da época e torná-lo disponível aos cidadãos franceses].

Arte Poética, de Horácio. Tradução de Guilherme Gontijo Flores. Belo Horizonte: Autêntica Editora, 2020. [Título original: *Ars poetica*].

Fora de Série: Outliers, de Malcolm Gladwell. Tradução de Ivo Korytowski. Rio de Janeiro: Sextante, 2008. [Título original: *Outliers*].

Fácil: a arte francesa de ter sucesso sem esforço. Pourriol, Ollivier (1971-). Tradução de Alessandra Bonrruquer. 1. ed. Rio de Janeiro: Record, 2021, p. 37-38.

The Quotable Osler: revised paperback Editions. Editado por Mark E. Silverman, T. Jock Murray e Charles S. Bryan. Philadelphia: American College of Physicians, 2008.

O Morcego, de Jo Nesbo. Tradução de Gustavo Mesquita. Rio de Janeiro: Record, 2016. [Título original: *The Bat*, 1997].

The Laws of Medicine: field notes from un uncertain science, de Siddhartha Mukherjee ("As Leis da Medicina", em tradução livre). New York: Simon & Schuster, 2015.

The Digital Doctor: Hope, Hype, and Harm ate the Dawn of Medicine's Computer Age, de Robert Wachter. New York: McGraw-Hill Education, 2017, cap. 7.

As Aventuras de Sherlock Holmes, de Arthur Conan Doyle. Tradução de Maria Luiza X. de A. Borges. Rio de Janeiro: Editora Zahar, 2011 [Título original: *The New Annotated Sherlock Holmes, v. 1; The Adventures of Sherlock Holmes; The Memoirs of Sherlock Holmes*].

Como os médicos pensam, de Jerome Groopman. Tradução de Alexandre Martins. Rio de Janeiro: Agir, 2008. [Título original: *How Doctors think*, 2007].

A Cidadela, de A. J. Cronin. Tradução de Genolino Amado. Rio de Janeiro: Editora Record. [Título original: *The Citadel*, 1937].

Thinking fast and slow, de Daniel Kahneman. New York: FSG, 2013. Traduzido no Brasil com o título: *Rápido e Devagar: duas formas de pensar*. Rio de Janeiro: Objetiva, 2012.

O Romance Dom Casmurro, de Machado de Assis. Maximiano de Carvalho e Silva. Niterói: Editora da UFF, 2014.

O Esplêndido e o Vil, de Erik Larson. Tradução de Rogério W. Galindo e Rosiane Correia de Freitas. Editora Intrínseca, 2020. [Título original: *The splendid and the Vile*].

Seis propostas para o próximo milênio, por Italo Calvino. Publicado no Brasil pela Companhia das Letras, 1990. 1. ed. [*Lezioni americane: Sei proposte per il prossimo millennio*, 1988]. Tradução para o português foi feita pelo escritor, poeta e tradutor Ivo Barroso.

Narrative Medicine: Honoring the stories of Ilness, de Rita Charon. Oxford University Press Inc., 2006.

Die Technik des Dramas, de Gustav Freytag (traduzido para o inglês como *Freytag's Technique of the Drama, Technique of the Drama* ou *A Técnica do Drama de Freytag*).

Romeu e Julieta, de William Shakespeare. Em: *Grandes Obras de Shakespeare*. Tradução de Barbara Heliodora. Rio de Janeiro: Nova Fronteira, 2017. [Título original: *Romeo and Juliet*].

Storytelling in Medicine: how narrative can improve practice, de Colin Robertson & Gareth Clegg (editors). CRC Press, Taylo & Francis Group, 2017, cap. 9.

Peste e Cólera, de Patrick Deville. Tradução de Marília Scalzo. São Paulo: Editora 34, 2017. [Título original: *Peste &Choléra*].

O Homem do Casaco Vermelho, de Julian Barnes. Tradução de Léa Viveiros de Castro. Rio de Janeiro: Editora Rocco, 2021.

Diário do Ano da Peste, de Daniel Defoe (1660-1731). Tradução e organização: Henrique Guerra. Barueri, SP: Novo Século Editora, 2021. [Título original: *A Journal of The Plague Year*].

Decamerão, de Boccaccio. Tradução de Torrieri Guimarães. Editora Nova Cultural, uma divisão do Círculo do Livro, 1996. [Título original: *Decamerone*].

Os Noivos, de Alessandro Manzoni (1785-1873). Tradução de Francisco Degani. São Paulo: Nova Alexandria, 2012. [Título original: *I Promessi Sposi*].

A Peste, de Albert Camus. Tradução de Valerie Rumjanek. Rio de janeiro: Editora Record. [Título original: *La Peste*].

Um Conto de Duas Cidades, de Charles Dickens. Tradução de Sandra Luzia Couto. Editora Nova Cultural, uma divisão do Círculo do Livro, 1996. [Título original: *A tale of two cities*].

La Mort d'Ivan Ilitch, de Tolstoi. Traduction de Françoise Flamant. Collection Folio Classique. Éditions Gallimard, 1997. [Entre outras, há uma tradução no Brasil como *A Morte de Ivan Ilitch*, de Tolstoi. Tradução de Boris Schnaiderman. Editora 34, 2009].

O Doente Imaginário, de Molière. Tradução e adaptação de Marilia Toledo. Ilustrações de Laerte. São Paulo: Editora 34. [Título original: *Le Malade Imaginaire*].

Mil Histórias ou *Hezar Afsaneh*, do poeta persa Rasti.

As mil e uma noites. Tradução de Alberto Diniz [da versão francesa de Antoine Galland]. 2. ed. Rio de Janeiro: Editora Ediouro, 2000.

La Médecine Dans Homère: Ou, Études D'Archéologie Sur Les Médecine, Lánatomie, La Physiologie, La Chirurgie, et La Médecine Dans Les Poème Homériques... Charles Daremberg, 1865. Librairie Académique, Didier et C. Scholars Select. Printed by Wentworth Press, an imprint of Creative Media Partners.

Ilíada, de Homero. Tradução de Carlos Alberto Nunes. 25. ed. Rio de Janeiro: Nova Fronteira, 2015.

Odisseia, de Homero. Tradução de Carlos Alberto Nunes. 25. ed. Rio de Janeiro: Nova Fronteira, 2015.

Lucrécio. *Da Natureza das Coisas [De rerum natura (I a.C.]*. Tradução (do latim) de Luís Manuel Gaspar Cerqueira para a Relógio D'Água Editores. Portugal, 2015. Versos 408-12.

A Divina Comédia, de Dante Alighieri (1265-1321). Tradução de Hernâni Donato. São Paulo: Abril Cultural, 1981.

Camões Médico ou Medicina dos "Lusíadas" e do "Parnaso", de Afrânio Peixoto. Livrarias Aillaud e Bertrand. 2. ed. Paris e Lisboa, 1924.

Celsus on Medicine. Loeb Classical Library. Books 1-4. Translated by W. G. Spencer. Harvard University Press.

A Medicina de Os Lusíadas, de Pedro Nava (1903-1984). Cotia, SP: Ateliê, 2004.

O Engenhoso Cavaleiro Dom Quixote de La Mancha, de Miguel de Cervantes Saavedra. Tradução de Sérgio Molina. São Paulo: Editora 34, 2017. [Título original: *Primera y Segunda parte del Igenioso caballero don Quijote de la Mancha*].

Conto do Inverno, de William Shakespeare. Tradução de Carlos Alberto Nunes. São Paulo: Editora Peixoto Neto, 2017. (Coleção Shakespeare de Bolso, volume 10). [Título original: *A Winter's Tale*].

Much Ado About Nothing, de William Shakespeare. No Brasil: *Muito barulho por nada*. Tradução de Beatriz Viégas-Faria. Porto Alegre: Editora L&PM, 2019.

Os anos do aprendizado de Wilhelm Meister, Johann Wolfgang Von Goethe. Tradução de Nicolino Simone Neto. Editora 34, 2006, p. 431. [Título original: *Wilhelm Meister Lebrjabr*]. A tradução foi realizada previamente para a editora Ensaio em 1994 com o apoio do Instituto Inter Natione.

Quatre-vingt treize (Noventa e três), de Vitor Hugo. Não foi traduzido para o português no Brasil. Todas as citações se referem ao capítulo 6 desse romance com tradução livre do autor. A edição utilizada é o volume 10 de Vitor Hugo: *Ouvres Romanesque Dramatiques et Poetiques. Une collection du Cercle du Bibliophile*. Há uma tradução recente para o português disponível em Clube de Leitores.

Os Miseráveis, de Victor Hugo. Tradução de Carlos dos Santos. São Paulo: Círculo do Livro. [Título original: *Les Misérables*].

O Corcunda de Notre-Dame, de Victor Hugo. Tradução de Uliano Tevoniuk. Rio de Janeiro: Ediouro, 2003. [Título original: *Notre-Dame de Paris*].

Crime e Castigo, de Dostoiévski. Revisão de Levon Yacubian. São Paulo: Nova Cultural, 2002. [Título original: *Prestuplenie i Nakazanie*].

The Brothers Karamazov, Fyodor Dostoyevsky. English translation: Constance Garnett. Dover Giant Thrift Editions, 2005.

Memórias Póstumas de Brás Cubas, de Machado de Assis. Editora Nova Cultural, uma divisão do Círculo do Livro, 1995.

My Mother, your mother. Embracing Slow Medicine, the compassionate approach to caring for your aging loved ones, de Dennis McCullough. New York: HarperCollins Publishers, 2008. Em tradução livre: *Minha mãe, sua mãe. Abraçando a Medicina Sem Pressa: a abordagem compassiva para cuidar de seus queridos idosos*.

The Invention of Medicine- form Homer to Hippocrates, de Robin Lane Fox. Basic Books. New York: Hachette Book Group. First edition, 2020.

Storytelling: histórias que deixam marcas, de Adilson Xavier. 7. ed. Rio de Janeiro: Editora Best Business, 2018.

Sociedade do Cansaço, de Byung-Chul Han. Tradução de Enio Paulo Giachini. Petrópolis: Editora Vozes, 2015.

A exaustão no topo da montanha: uma jornada de reconexão com outros ritmos da vida e com o que é essencial, de Alexandre Coimbra. São Paulo: Editora Planeta, 2021.

Maus Hábitos, Bons Hábitos: um método científico para promover mudanças duradouras, de Wendy Wood. Tradução de Claudio Carina. Editora Sextante, 2021. [Título original: *Good Habits, Bad Habits: the Science of making positive changes that stick*].

A saideira: uma dose de esperança depois de anos lutando contra a dependência, de Barbara Gancia. São Paulo: Planeta do Brasil, 2018. 280 p.

O Chamado da Tribo: grandes pensadores para o nosso tempo, de Mario Vargas Lhosa. Tradução de Paulina Wacht e Ari Roitman. Editora Objetiva, 2019. [Título original: *La llamada de la tribu*].

Misbehaving: a construção da economia comportamental, de Richard H. Thaler. Tradução de George Schlesinger. 1. ed. Rio de Janeiro: Intrínseca, 2019. p. 101.

The God'Hotel: a doctor, a hospital, and a pilgrimage to the heart of medicine, de Victoria Sweet. Riverhead Books, 2013.

Slow Medicine: the way to healing, de Victoria Sweet. New York: Riverhead Books, 2017. Sem tradução para o português até esta publicação.

Medida por medida, de William Shakespeare. Tradução de Beatriz Viégas-Faria. Porto Alegre, RS: Editora L&PM, 2012. [Título original: *Measure for Measure*].

Mortais, de Atul Gawande. Tradução de Renata Telles. Rio de Janeiro: Editora Objetiva, 2015. [Título original: *Being Mortal*].

Os últimos melhores dias da minha vida, de Gilberto Dimenstein e Anna Penido. Editora Record, 2020.

Medicina do Amanhã: como a genética, o estilo de vida, e a tecnologia juntos podem auxiliar na sua qualidade de vida, de Pedro Schestatsky. São Paulo: Editora Gente, 2020.

The Digital Doctor: Hope, Hype, and Harm at the Dawn of Medicine's Computer Age, de Robert Wachter. New York: McGraw-Hill Education, 2017.

O 11º Mandamento, de Abraham Verghese. Tradução de Donaldson M. Garschagen. Companhia das Letras, 2011. [Título original: *Cutting for stone: a novel*].

The Quotable Osler: revised paperback editions, editado por Mark E. Silverman, T. Jock Murray e Charles S. Bryan, 2008.

Le Choeur des Femmes, de Martin Winckler. Gallimard. P. O. L. éditeur, 2009. Em tradução livre: "O Coral de Mulheres".

Devagar: como um movimento mundial está desafiando o culto da velocidade, de Carl Honoré. Tradução de Clóvis Marques. Editora Record, 2005. [Título original: *In Praise of Slow*].

Do pudor à aridez (extraído da obra História das Lágrimas), de Anne Vincent-Buffault. Tradução de Luiz Marques, Martha Gambini. Rio de Janeiro: Paz e Terra, 1997.

Cem Anos de Solidão, de Gabriel Garcia Marques. Tradução de Eric Nepomuceno. Rio de Janeiro: Record, 2019. [Título original: *Cien anos de soledad*].

Column of Fire, de Ken Follet. London: Macmillan, 2017. Há uma tradução no Brasil como *Coluna de Fogo*, da Editora Arqueiro, 2017.

Do que é feito o pensamento: a língua como janela para a natureza humana, de Steven Pinker. Tradução de Fernanda Ravagnani. São Paulo: Companhia das Letras, 2008. p. 16.

A arte de escrever ensaios e outros ensaios (morais, políticos e literários), de David Hume (1711-1776). Seleção: Pedro Paulo Pimenta. Tradução de Márcio Suzuki e Pedro Paulo Pimenta. São Paulo: Iluminuras, 2008.

Hamlet, de William Shakespeare. *Grandes obras de Shakespeare*. Tradução de Barbara Heliodora. Rio de Janeiro: Nova Fronteira, 2017.

Une histoire de la medicine: ou le souffle d'Hippocrate. Ameisen, J. C.; Berche P.; Brohard Y. (editors) avec préface et conclusion d'Axel Kahn. Université Paris Descartes. Éditions de La Martinière, 2011.

O homem como fim, de Alberto Moravia. Tradução de Nunes Martinho. Lisboa: Editora Ulisseia, 1966. [Título original: *L'omo como fine e altri saggi*].

O autómato, de Alberto Moravia. Tradução de Manuel Martins de Sá. Lisboa: Publicações Europa-América, 1972.

The Best Care Possible: a physician's quest to transform care through the end of life. Ira Byock, MD. New York: Penguin Group, 2013.

Eclesiastes, livro do Velho Testamento.

Carmina. *Odes, de Horácio*. Edição bilíngue. Tradução de Pedro Braga Falcão. Editora 34, 2021. p. 102 e 103.

A Caixa de Pandora. As curiosas histórias da mitologia por trás de expressões do nosso dia a dia, de Ferdie Addis. Tradução de Pedro Sette-Câmara. Rio de Janeiro: Casa da Palavra, 2012.

LISTA DE ARTIGOS E LIVROS TÉCNICOS CITADOS PARA MÉDICOS

Cecil's Textbook of Medicine, um tratado de medicina com várias edições em inglês, português e outros idiomas.

DeGowin's Diagnostic Examination. LeBlond RF, Brown DD, Suneja M, Szot JF. 10th edition. McGraw Hill Education. 2015

The patient history: an evidenced-based guide to differential diagnosis. Henderson MC, Tierney, Jr LM, Smetana GW. 2nd edition. McGraw Hill Lange. 2012.

Symptom to diagnosis: an evidence-based guide. Stern SDC, Cifu AS, Altkorn D. 3rd edition. McGraw Hill Education Lange. 2015.

Dinâmica de desenvolvimento do raciocínio clínico e da competência diagnóstica na formação médica. Sistemas 1 e 2 de raciocínio clínico. Fernandes RAF, Ibiapina CC, Timóteo APP, Malloy-Diniz LF. Rev. Med. Minas Gerais, 2016; 26 (Supl. 6): S15-S18.

Dante and Cardiology. Physiopathology and clinical feaures of cardiovascular diseases in the Middle Ages. Riva MA, Cambioli L, Castagna F et al. Intern J Cardiology, 2015; 181: 317-319.

The art of medicine, The medical imagination. Perspectives. Altschuler S. www.thelancet.com. v. 388. November 5, 2016.

Goodman & Gilman's The Pharmacologic Basis of Therapeutics, traduzido do inglês, editado pela Editora Guanabara Koogan nos anos 1980.

Shakespeare: the bard at the bedside. Editorial. www.thelancet.com. v. 387. April 23, 2016.

Shakespeare in Charcot's Neurologic Teaching. Goetz CG. Arch Neurol, 1988; 45: 920-921.

Systematic review and meta-analysis of the prevalence of resistant hypertension in treated hypertensive populations. Achelrod D, Wenzel U, Frey S. Am J Hypertens, 2015; 28(3): 355-61.

Management of mature athletes with cardiovascular conditions. D'Dilva A, Sharma S. *Heart,* 2018; 1049(13): 1125-1134.

Transtheoretical Therapy: toward a more integrative model of change. Prochaska JO, Di Clemente CC. *Psychotherapy,* 1982; 19(3): 276-288.

A medicina do estilo de vida e suas relações com a saúde mental. In: Carvalho APL, Lafer B, Schuch FB (editores). *Psiquiatria do estilo de vida: guia prático baseado em evidências.* 1. ed. Editora Manole, 2021.

My Millenial Doctor Peers Think They're Walking Into A Crisis. Daniel E. Choi. *Medscape.* Jan 21, 2020.

National Physician Burnout & Suicide Report 2020. Leslie Kane. *Medscape.* Jan 15, 2020.

Patients with multiple comorbidities: simple teaching strategies. Osmun WE, Kim GP, Harrison E. *Canadian Family Physician,* 2010; 56(4): 313-315.

Ciência & Saúde Coletiva, 13(4):1305-1312, 2008. Rebouças et al.

Avaliação Geriátrica Ampla (AGA). COSTA, E. F. A.; MONEGO, E. T. *Revista da UFG,* v. 5, n. 2, dez. 2003. online (www.proec.ufg.br).

A vivência religiosa no mundo (pós) moderno. Giovanetti, J. P. (2004). In: V. A. A. Camon (org.). *Espiritualidade e prática clínica.* São Paulo: Pioneira. p. 111-126.

Handbook of religion and health. Koenig, H. G.; McCullough, M. E.; Larson, D. B. (2001). Oxford University Press.

William Osler, 1885. In: *The Quotable Osler: revised paperback editions,* editado por Mark E. Silverman, T. Jock Murray e Charles S. Bryan, 2008.

The revised International Association for the Study of Pain definition of pain: concepts, challenges, and compromises. Raja SN, Carr DB, Cohen M, Finnerup NB, Flor H, Gibson S et al. *Pain,* 2020; 23. DOI: https://doi.org/10.1097/j.pain.0000000000001939. Online ahead of print.

AAS, a "droga maravilhosa". Grippe, Talyta Cortez. *História da Medicina* (p. 28). *Revista SER MÉDICO,* ed. 74, janeiro, fevereiro, março de 2016. CREMESP. Disponível em: https://www.cremesp.org.br/?siteAcao=Revista&id=836. Acesso em: 22 set. 2021.

Sobbota/Atlas de Anatomia Humana. 3 volumes. Edição em português. 24. ed. Rio de Janeiro: Guanabara Koogan, 2018.

The lost competency. Yeung H, Cheon PM, Maida V. *CanMEDS-Family Medicine and Prognosis. Can Fam Physician,* 2015; 61: 741-742.

The humanities and the new science at 100: Osler's enduring message. Mangione S, Kahn MJ. *Cleveland Clinic Journal of Medicine,* 2019; 86(4): 232-235.

Éthique et pertinence des soins, devrons nous choisir? Escojido H, Haïat R. *Arch Mal Coeur Vaiss Prat,* 2017; 3-5.

Le Savoir Grec. Dictionnaire critique. Brunchwig J, Lloyd G, Pellegrin, P. Nouvelle Edition revue et augmenté. Flammarion, 2011.

Como Fazer Todos os Diagnósticos: um guia para Emergência e Clínica Médica. Queiroz, Clístenes. Salvador: Editora Sanar, 2020.

LISTA DE ARTIGOS DE JORNAIS, REVISTAS E SITES CITADOS

Donny Correia, em artigo do jornal *O Estado de São Paulo*, de 31/1/2021, caderno Na Quarentena.

Murilo Basso, em artigo do jornal *Gazeta do Povo*, de 14/7/2017 (atualizado em 27/04/2018).

Les vrais pionniers de la médecine. Leurs incroyables histoires. Des dissections de la Renaissance aux greffes d'aujourd' hui. Historia. Septembre 2020, n. 885. historia.fr.

O Estado de São Paulo. Cultura/Literatura. Entrevista a Maria Fernanda Rodrigues, 2 de setembro de 2021.

https://www.nccih.nih.gov/health/complementary-alternative-or-integrative-health-whats-in-a-name. Acesso em: 17 out. 2021.

La solution est en vous.com (site francês).

https://brasil.un.org/pt-br/83269-sindrome-de-burnout-e-detalhada-em-classificacao-internacional-da-oms. Acesso em: 13 nov. 2022.

The revised International Association for the Study of Pain definition of pain: concepts, challenges, and compromises. Raja SN, Carr DB, Cohen M, Finnerup NB, Flor H, Gibson S. *et al. Pain.* 2020; 23. DOI: https://doi.org/10.1097/j.pain.0000000000001939. Online ahead of print.

AAS, a "droga maravilhosa". Grippe, Talyta Cortez. *História da Medicina* (p. 28). *Revista Ser Médico*, ed. 74, janeiro, fevereiro, março de 2016. CREMESP. Disponível em: https://www.cremesp.org.br/?siteAcao=Revista&id=836. Acesso em: 22 set. 2021.

https://www.infoescola.com/farmacologia/paracetamol/. Acesso em: 13 nov. 2022.

https://www.infoescola.com/farmacologia/dipirona/. Acesso em: 13 nov. 2022.

LISTA DE OBRAS DE ARTE, MÚSICAS, SÉRIES E FILMES CITADOS

The Dig (A Escavação), filme de 2021, dirigido por Simon Stone, baseado em romance homônimo de John Preston (2009).

Ertugrul-Ressurection, série da Netflix ambientada na Idade Média.

When I'm 64, de Paul McCartney e John Lennon (Beatles).

Moulin de La Galette, de Pierre-Auguste Renoir

Quinta Sinfonia de Beethoven.

Coda (A última nota), escrito por Louis Godbout e dirigido por Claude Lalonde.